ICH MACH DICH SCHLANK!

PAUL McKENNA

ICH MACH DICH SCHLANK!

Aus dem Englischen von Burkhard Hickisch

Weltbild

Genehmigte Lizenzausgabe für Verlagsgruppe Weltbild GmbH,
Steinerne Furt, 86167 Augsburg

Deutsche Erstausgabe mit CD, August 2006

Sprecher: Volker Lohmann

Originaltitel: I can make you thin
Originalverlag: Bantam Press, a division of Transworld Publishers, London
Umschlaggestaltung: F2-Design, Augsburg
Umschlagfoto: Trevor Leighton
Redaktion: Dagmar Rosenberger
Satz: Buch-Werkstatt GmbH, Bad Aibling
Gesamtherstellung: GGP Media GmbH, Pößneck
Printed in the EU
978-3-8289-5065-8

2013 2012
Die letzte Jahreszahl gibt die aktuelle Lizenzausgabe an.

Die beiliegende CD hilft Ihnen, Ihre innere Einstellung zum Abnehmen zu verändern!

Ihr Gehirn ist wie ein Computer, der Ihr Denken und Ihr Verhalten steuert. Ich habe im Laufe der Jahre mit vielen Menschen gearbeitet, die die unterschiedlichsten Probleme hatten, und habe dabei gelernt, dass alle Probleme letztlich einen gemeinsamen Ursprung haben – nämlich die negativen Programme, die pausenlos im Unterbewusstsein ablaufen.

Mit Hilfe der beiliegenden CD können Sie Ihr Unterbewusstes auf sehr wirkungsvolle Weise mit positiver Willenskraft aufladen. Während Sie sich in einem Zustand natürlicher Entspannung befinden, werde ich Ihren Computer – Ihr Unterbewusstes – neu programmieren, sodass Sie eine andere Einstellung zum Essen bekommen und positiver über sich selbst denken. Meine Vorschläge werden Ihnen helfen, Ihre Gewohnheiten zu verändern, sich besser zu ernähren, Ihren Kreislauf in Schwung zu bringen und von Ihrer Fixierung aufs Essen loszukommen.

Am besten hören Sie die CD, wenn Sie eine halbe Stunde haben, in der Sie nicht gestört werden und sich völlig entspannen können. Wenn Sie die CD regelmäßig hören, bekräftigen Sie immer wieder aufs Neue die positiven Fortschritte, die Sie machen. Es wird für Sie dadurch viel leichter sein, sich an die goldenen Regeln zu halten, die ich Ihnen in diesem Buch empfehle.

Die jüngsten Forschungen über die Wirksamkeit dieser Methode haben gezeigt, dass Sie viel leichter Gewicht verlieren, wenn Sie sich die CD immer wieder, jeden Tag anhören. Sie müssen nicht daran glauben, sondern es einfach nur tun!

Warnung:
Hören Sie die CD nicht beim Autofahren, wenn Sie schwere Maschinen betätigen oder wenn Sie unter Epilepsie oder Klinischer Depression leiden. Ziehen Sie im Zweifelsfall Ihren Arzt zu Rate.

Inhalt

Vorwort

In den zwei Jahrzehnten, in denen ich als Ernährungsberater tätig bin, habe ich viele Patienten beobachtet, die mit einer Diät abgenommen hatten und dann damit kämpften, ihr neues Gewicht zu halten. Es hat mich immer erstaunt, dass übergewichtige Personen glauben, über einen längeren Zeitraum hinweg mit weniger als 400 Kalorien am Tag auskommen zu können. Die traurige Wirklichkeit, dass die meisten von ihnen schnell wieder zunahmen, bis sie ihre unter großen Entbehrungen verlorenen Pfunde wieder drauf hatten, hat mich dagegen nie überrascht. Viele meiner Patienten haben diesen frustrierenden Prozess sogar mehrmals durchlaufen.

Warum sind übergewichtige Personen offensichtlich nicht in der Lage, ihre Diät dauerhaft einzuhalten? Im Laufe der Jahre haben mir zahlreiche Patienten erzählt, dass sie sich einfach nicht zurückhalten konnten. Andere meinten, dass sie gedankenlos essen würden und oftmals gar nicht wüssten, was sie aßen. Die weit verbreitete Vorstellung, wir hätten die Kontrolle über unser Essverhalten, führt dazu, dass wir von Menschen erwarten, dass sie sich »am Riemen reißen« oder sonst den Preis der öffentlichen Schande zahlen müssen. Radikale Abmagerungskuren funktionieren jedoch nicht, denn zu viel zu essen ist kein Ausdruck mangelnder Willenskraft.

In unserer modernen westlichen Welt, in der alle Nahrungsmittel frei zugänglich sind, kann man durch das Einhalten einer bestimmten Diät nur dann Gewicht verlieren, wenn man dauerhaft dazu in der Lage ist, bewusst weniger zu essen. Aber genauso, wie keiner sich dem Schlaf widersetzen kann, setzt unser Gehirn all unsere guten Vorsätze außer Kraft und lässt uns essen. Jeder lebendige Organismus, dessen Verhalten durch das Gehirn gesteuert wird, tut das.

Wie können wir diese inneren Abläufe verhindern? Nicht durch bestimmte Diäten, sondern indem wir anders auf die Signale reagieren, die wir von unserem Gehirn empfangen. Das heißt, wir müssen unser Verhalten ändern. In diesem Buch wird Ihnen gezeigt, was bislang unmöglich schien: wie Sie abnehmen und nicht wieder zunehmen.

Es werden hier keine faden Diäten empfohlen, denn Paul McKennas Methode basiert darauf, dass wir lernen, unsere Reaktion auf den Hunger zu kontrollieren und – was noch wichtiger ist – unser Hungergefühl in den Griff zu bekommen, indem wir den Stress verringern, den Abmagerungskuren im Körper hervorrufen.

Dies ist ein revolutionärer Ansatz und die einzige Methode, die auf lange Sicht erfolgreich sein kann, ohne Medikamente einsetzen zu müssen. Ich wünsche mir, dass Sie dieses Buch mit einer offenen Einstellung lesen und den Expertenrat genau befolgen. Die Methode erfordert eine gewisse Anstrengung, aber wenn Sie sie nicht scheuen, werden Sie endlich den Kampf gegen das Übergewicht, den Sie schon so lange führen, für sich entscheiden können.

Dr. med. Dr. phil. Ronald Ruden
Lenox Hill Hospital, New York

Eine wichtige Vorbemerkung

Wie wäre es, wenn Sie alles essen könnten, wann immer Sie wollten, und trotzdem Gewicht verlieren würden?

Ich weiß, diese Behauptung klingt unglaublich, und das ist sie auf den ersten Blick auch.

Meine Methode ist so einfach, dass Sie am Anfang zweifeln, ob sie tatsächlich funktioniert. Dies liegt daran, dass Ihnen bei vielen Abmagerungskuren suggeriert wird, eine Gewichtsabnahme sei schwierig – aber das ist sie nicht. Eine unabhängige wissenschaftliche Studie hat erwiesen, dass die Methode, die Sie in diesem Buch lernen können, sieben Mal erfolgreicher ist als jede andere Diät!

Neulich traf ich eine Frau, die eines meiner Seminare besucht und viele Pfunde verloren hatte. Sie erzählte mir, wie sehr sie sich darüber ärgerte, dass sie Jahre damit verbracht hatte, sich mit Abmagerungskuren herumzuschlagen und sich immer wieder als Versagerin zu fühlen. Wenn sie all das Geld zusammenzählte, das sie für Diät-Programme und spezielle Nahrungsmittel ausgegeben hatte, so kam sie auf mehrere Tausend Euro. Wenn sie doch nur damals schon gewusst hätte, wie einfach das Abnehmen in Wirklichkeit ist.

Auf den nächsten Seiten werde ich Sie mit dem konfrontieren, was Sie in der Vergangenheit getan und bislang für »richtig« gehalten haben. Sie haben andere Methoden zur Gewichtsabnahme ausprobiert, aber diese haben entweder gar nicht oder nur kurzfristig funktioniert.

Was Sie bislang auch versucht haben mögen, jetzt ist es an der Zeit, etwas radikal anderes zu tun. Die Methode, die ich Ihnen in diesem Buch vorstellen werde, hat schon vielen Tausend Menschen dabei geholfen, auf einfache Weise dauerhaft abzunehmen und sich wohl zu fühlen. Nun sind Sie an der Reihe …

Auf Ihre Gesundheit,
Paul McKenna

Kapitel 1

Sind Sie bereit für etwas völlig Neues?

Heute beginnt Ihr schlankes Leben

»Ich freue mich, dass ich jetzt mehr Kontrolle über mein Leben habe. Ich lebe nicht mehr, um zu essen, sondern esse, um zu leben.«

Janet Allen, Büroangestellte

Vielleicht ist dies das dünnste Buch zum Thema Gewichtsabnahme, das Sie jemals gelesen haben. Aber lassen Sie sich nicht von seinem Seitenumfang täuschen. Sie werden mir sicher zustimmen, wenn ich behaupte, dass es gut ist, dünn zu sein, und dass es nur auf den Inhalt ankommt.

Ich habe mich sehr darum bemüht, mein Anliegen so knapp und präzise wie nur möglich darzustellen und alles auf den Punkt zu bringen, damit Sie dieses Buch in weniger als einem Tag durchlesen können. Ich verspreche Ihnen, dass dies ein besonderer Tag sein wird!

An diesem Tag werden Sie nicht nur feststellen, was Sie davon abhält, die Figur zu haben, die Sie sich wünschen. Sie werden auch die einfachste und wirksamste Methode zur Gewichtsabnahme kennen lernen, die jemals entwickelt wurde. Diese Methode hat sogar Menschen geholfen, die erfolglos alle möglichen Abmagerungskuren ausprobiert hatten oder schon ihr ganzes Leben lang übergewichtig waren. Aber sie hilft auch denjenigen, die einfach nur ein paar Kilo abnehmen wollen, um sich besser zu fühlen und mehr Energie zu haben.

Wenn Sie ernsthaft vorhaben abzunehmen, ein gesünderes Leben zu führen, sich in Ihrem Körper wohl zu fühlen oder einfach nur einige überflüssige Pfunde zu verlieren – dann ist die Methode, die ich Ihnen in diesem Buch vorstellen werde, genau das Richtige für Sie!

Ich werde Ihnen auch verraten, was es mit Fitnessübungen wirklich auf sich hat, und Ihnen ein paar einfache, aber effektive Techniken zeigen, mit deren Hilfe Sie Ihren Kreislauf in Schwung bringen, Ihr Hungergefühl kontrollieren und die emotionalen Probleme loslassen können, die Sie bisher mit dem Essen »hinunterschlucken«. Zum Schluss zeige ich Ihnen dann noch meine Lieblingstechniken, die Ihnen helfen, Ihr Gehirn so zu programmieren, dass Sie sich jetzt und in Zukunft wohler und entspannter fühlen.

Nehmen Sie mich beim Wort: Befolgen Sie einfach Schritt für Schritt meine Anleitungen, und stellen Sie selbst fest, wie sich Ihr Körper und Ihr Leben zum Besseren hin verändern.

Das Geheimnis schlanker Menschen

Viele Aussagen dieses Buches stützen sich auf Informationen, die ich gesammelt habe, indem ich Menschen beobachtete, die auf natürliche Weise schlank sind. Und ich meine damit nicht die superschlanken Models, die ihre Figur einer Magersucht oder Tablettenabhängigkeit verdanken, sondern die Menschen, die scheinbar essen können, was sie wollen, und trotzdem schlank bleiben.

Wenn Sie sich die Essgewohnheiten von Menschen zu Eigen machen, die auf natürliche Weise schlank sind, können auch Sie alles essen, was Sie möchten und wann Sie es möchten, und werden trotzdem Gewicht dabei verlieren. Eines sollte uns klar sein: Sie können das erreichen, was Sie erreichen wollen – es sei denn, Sie haben Ihre Gründe dafür, alles beim Alten zu lassen. Absolut jeder kann mit dieser Methode abnehmen, die einzige Frage, die wir uns dazu stellen müssen, lautet:

Warum sind Sie nicht bereits schlank?

Meiner Erfahrung nach gibt es drei Grundmuster, die uns daran hindern, glücklich und zufrieden mit unserem Idealgewicht zu leben. Wenn Sie die nachfolgenden Beschreibungen lesen, fragen Sie sich, welches auf Sie zutrifft.

Wenn wir dann im dritten Kapitel damit anfangen, Ihr Gehirn neu zu programmieren, werden Sie in der Lage sein, die richtigen Werkzeuge anzuwenden, und sofort anfangen, Gewicht zu verlieren.

1. Grundmuster: Die zwanghafte Vorstellung, nur eine rigorose Diät führe zum Erfolg

»Paul McKennas Methode zur Gewichtsabnahme ist die beste, die ich jemals ausprobiert habe.«

Peter Wilkinson, Designer

Neulich habe ich im Buchladen um die Ecke in einigen Büchern gestöbert, die in der letzten Zeit zum Thema Abnehmen erschienen sind. Ich machte dabei eine erstaunliche Feststellung: Fast alle Bücher beinhalteten nicht nur Listen von »verbotenen Nahrungsmitteln«, Rezeptvorschläge und Kalorientabellen, sondern alle begannen auch mit den Worten: »Dies ist KEINE Abmagerungskur.«

Dazu möchte ich gleich zu Beginn Folgendes klarstellen:

> *Eine Abmagerungskur ist eine bestimmte Form der Ernährung, mit deren Hilfe versucht wird, von außen die Kontrolle darüber zu gewinnen, was eine Person isst, wo sie isst, wann sie isst und wie viel sie isst.*

Abmagerungskuren haben in den letzten Jahren einen schlechten Ruf bekommen, und zwar aus gutem Grund. Wissenschaftliche Forschungen haben nämlich ergeben, dass sie bei über 90 Prozent der Menschen nicht zum gewünschten Erfolg führen.

Immer, wenn jemand erzählen will, wie viel Gewicht er durch diese oder jene großartige neue Diät schon verloren habe, bitte ich ihn, mich nach sechs Monaten wieder anzusprechen und mir zu berichten, wie die Dinge stehen. Wenn diese Person dann immer noch mit ihrem Gewicht und ihrer Diät zufrieden ist, bin ich bereit, ihr zuzuhören. Leider warte ich noch immer darauf, dass mich tatsächlich jemand nach einem halben Jahr wieder anspricht.

Soll ich Ihnen sagen, was ich darüber denke? Es gibt zu viele Abmagerungskuren und zu wenig erfolgreiche Resultate. Gegenwärtig gibt es zu diesem Thema über 25 000 Bücher, und viele von ihnen widersprechen sich regelrecht. Ist es da ein Wunder, dass auch Sie genauso verwirrt und ratlos sind wie die milliardenschwere Industrie, die mittlerweile zum Thema Gewichtsabnahme entstanden ist?

Es geht nicht nur darum, dass Diäten nicht funktionieren. Viele von ihnen bewirken sogar genau das Gegenteil. Sie brauchen sich nur all die Berühmtheiten anschauen, die ihre jüngste fade Diät anpreisen und begeistert davon erzählen, dass sie ihre »Gewichtsprobleme besiegt« hätten. Ich weiß auch nicht, wie sie es schaffen, einem dabei noch aufrecht in die Augen zu schauen. In den meisten Fällen haben sie nur am Anfang abgenommen und Monate später wieder das gleiche ursprüngliche Gewicht gehabt. Sie haben sich einfach nur einem weiteren sinnlosen Versuch unterzogen, Gewicht verloren und so lange begeistert davon erzählt, bis die Pfunde zurückkamen.

Um es noch einmal ganz deutlich zu sagen:

> **Vergessen Sie Abmagerungskuren und Diät-Vorschläge! Und zwar ein für alle Mal. Es handelt sich dabei um nichts anderes als Trainingsprogramme, wie Sie noch dicker werden und sich noch länger als Versager fühlen können.**

Je mehr Abmagerungskuren ein Mensch ausprobiert und damit scheitert, desto mehr ist er davon überzeugt, dass er niemals schlank werden wird. Niemand erzählt Ihnen den wahren Grund dafür. Es hat nämlich nichts mit Ihnen persönlich zu tun, warum die meisten Diäten nicht funktionieren – der wahre Grund liegt in der menschlichen Biologie.

Der Biologe Ancel Keys hat während des Zweiten Weltkriegs erforscht, wie sich Menschen verhalten, wenn sie hungern. Seine Ergebnisse sind bemerkenswert. Er fand zum Beispiel heraus, dass die Reduzierung der Nahrungsaufnahme bis zu einem Zustand des Hungerns bestimmte Symptome hervorrief. Zu ihnen gehörten Reizbarkeit, der Verlust von Ausdauer und Geduld und ein zwanghaftes Verhalten in Bezug auf Nahrung, wie zum Beispiel lügen, horten und stehlen.

Noch erstaunlicher war, dass nach dem Ablauf von drei Monaten, als der Zustand des Hungerns beendet wurde und die Menschen wieder all das essen konnten, was sie wollten, die zwanghafte Einstellung zum Essen bestehen blieb. Viele Personen aßen nun achtmal so viel wie zu der Zeit, bevor die Studie durchgeführt wurde. (Kommt ihnen das irgendwie bekannt vor?)

Das Experiment selbst, das in der 1950 erschienenen Abhandlung *The Biology of Human Starvation* dokumentiert ist, lässt sich heute nicht so leicht wiederholen, denn inzwischen wird es als unmenschlich betrachtet, Menschen absichtlich dem Hunger auszusetzen. Aber eine interessante Tatsache hat die Studie ans Tageslicht gebracht: Die verabreichten Nahrungsrationen an der Grenze zum Hungern beliefen sich in der damaligen Studie auf 1 500 Kalorien am Tag. Dieser Betrag übertrifft die erlaubten Kalorien bei vielen der unzähligen Diäten, die gegenwärtig auf dem Markt sind.

Ich erwähne diese Studie, um deutlich zu machen, dass Nahrungsentzug die schlechteste Möglichkeit ist, um Gewicht zu verlieren. Und wenn das, was man tut, nicht funktioniert, muss man etwas anderes tun.

2. Grundmuster: Essen aus emotionalen Gründen

Ich bin davon überzeugt, dass nach den Abmagerungskuren das Essen aus emotionalen Gründen die Hauptursache für Übergewicht und Fettleibigkeit in der Welt ist. Oft essen Menschen, weil sie Langeweile haben, sich einsam, elend oder müde fühlen oder aus welchem emotionalen Grund auch immer – keiner von ihnen hat etwas mit physischem Hunger zu tun. Wenn Sie aus emotionalem Hunger essen, werden Sie niemals durch Nahrung satt werden. Aus diesem Grund fühlen sich viele Menschen niemals voll – sie bekommen nicht das Signal, mit dem Essen aufzuhören, weil sie in Wirklichkeit nach emotionaler Erfüllung hungern.

Eine Emotion lässt sich mit einer Person vergleichen, die an Ihre Tür klopft, weil sie eine Botschaft für Sie hat. Wenn diese Botschaft dringend ist, klopft sie entsprechend laut; ist sie sehr dringend, klopft sie sehr laut. Wenn sie sehr dringend ist und Sie die Tür nicht öffnen, klopft die Emotion lauter und lauter, bis Sie ihr die Tür schließlich aufmachen oder sie sich von selbst Einlass verschafft. In beiden Fällen gibt die Emotion erst dann Ruhe, wenn sie ihren Job erledigt hat. Sobald Sie »die Tür öffnen«, indem Sie auf die Botschaft hören und entsprechend handeln, verschwindet die Emotion einfach wieder.

Ist Ihnen dieser Zusammenhang erst einmal klar, müssen Sie sich nicht länger als Opfer sehen. Wenn Sie also den Drang nach etwas zu Essen verspüren, sollten Sie zuerst innehalten und sich diese Frage stellen:

Habe ich wirklich Hunger, oder
möchte ich mich nur besser fühlen?

Wenn sich herausstellt, dass Sie sich eigentlich nur besser fühlen wollen, wird keine noch so große Portion Sie zufrieden stellen. Dann sollten Sie sich die einfachen Übungen in diesem Buch und auf der beiliegenden CD besonders zu Herzen nehmen.

Ein zusätzlicher Gedanke

Es überrascht mich immer wieder, wenn ich sehe, bei wie vielen Frauen (und manchmal auch Männern), mit denen ich arbeite, die ursprüngliche Gewichtszunahme mit einem traumatischen Ereignis in der Vergangenheit verbunden ist. Es kann sich dabei um sexuellen Missbrauch, aber auch um scheinbar harmlose Hänseleien handeln, die einen vor Gleichaltrigen in Verlegenheit bringen.

Obwohl die Methoden und Übungen in diesem Buch und auf der CD Ihnen helfen werden, ersetzen sie keine professionelle psychologische Hilfe. Wenn Sie also das Gefühl haben, diese Hilfe zu brauchen, sollten Sie sich an Ihren Hausarzt wenden und ihn bitten, Sie an einen geeigneten Psychologen zu überweisen.

3. Grundmuster: Falsche Programmierung

»Ich war es leid, jeden Morgen aufzuwachen und sofort zwanghaft ans Essen denken zu müssen. Seit ich angefangen habe, Pauls Methode anzuwenden, tue ich das nicht mehr. Es ist großartig!«

Janet Cobb, Trainerin

Wenn Sie Übergewicht haben, ist das nicht Ihre Schuld, sondern das natürliche Ergebnis Ihrer gegenwärtigen mentalen Programmierung. Keine Diät, keine Pillen, kein Schlankheitstrunk und kein Selbsthilfe-Buch kann dies ändern. Die einzige Möglichkeit, dauerhaft Gewicht zu verlieren, besteht darin, in Ihr Unterbewusstes einzutauchen und Ihre Beziehung zum Essen ein für alle Mal zu verändern.

Entspannen Sie sich also. Sie sind nicht verrückt, kein hoffnungsloser Fall und vor allem kein schlechter Mensch. Sie haben sich einfach nur ein paar unproduktive Gewohnheiten zugelegt. Wenn Sie erst gelernt haben, Ihr Bewusstsein selbst zu steuern, werden Sie genauso einfach neue Denk- und Handlungsweisen entwickeln, die Ihren Erfolg garantieren.

Sie brauchen noch nicht einmal daran zu glauben, dass es funktioniert. Wenn Sie einfach nur meinen Anleitungen folgen, werden Sie schlanker werden und aufhören, immer nur ans Essen zu denken.

Ich werde Ihnen gleich verraten, was die vier wichtigsten Dinge sind, die Sie wissen müssen, wenn Sie wirklich abnehmen und Ihr Leben lang schlank bleiben wollen. Aber bevor wir dazu kommen, möchte ich mit Ihnen noch ein kleines Gedankenexperiment machen:

Die Macht der Perspektive

Stellen Sie sich Ihr Lebensende vor. Es ist noch viele Jahre vom gegenwärtigen Zeitpunkt entfernt. Sie haben sich entschieden, meine Vorschläge NICHT zu befolgen und fangen NICHT an abzunehmen. Stattdessen probieren Sie weiter eine Abmagerungskur nach der anderen aus, nehmen immer mehr zu und verlieren jedes Jahr mehr von Ihrer wertvollen Vitalität.

- Welche Konsequenzen hat diese Entscheidung für Ihre Gesundheit?
- Wie wirkt sie sich in Ihren Beziehungen aus?
- Welche Wirkung hat sie auf Ihr allgemeines Wohlbefinden?
- Wie fühlen Sie sich im Körper?

Stellen Sie sich nun einen Moment lang vor, Sie würden meine Methode anwenden und Ihr Traumgewicht spielend erreichen und halten.

- Wie gut fühlt sich das an?
- Wie viel Energie haben Sie?
- Was können Sie alles tun?
- Welche Kleidung können Sie tragen?

- Mit wem sind Sie zusammen?
- Wie werden Sie sich fühlen, wenn Sie Jahr für Jahr mit Ihrem Traumgewicht leben?

Und nun ... STOPP!

Es ist Zeit, dass Sie eine Entscheidung treffen. Wenn Sie weiterhin Ihren Entschuldigungen Glauben schenken und an Ihrem Übergewicht festhalten wollen, dann können Sie dieses Buch gleich zur Seite legen.

Aber wenn Sie stattdessen bereit sind, sich wirklich zu verändern und die Pfunde um Ihre Hüfte loszuwerden, dann sollten Sie wissen, dass ab jetzt alles davon abhängt, was Sie tun. Alles klar? Dann kann es ja losgehen.

Kate Howlett
Ich habe fast 30 Kilo abgenommen!

Bevor ich mit Paul McKennas Methode zur Gewichtsabnahme angefangen habe, hatte ich alle möglichen Diäten ausprobiert. Ich habe Fettgehalt und Kalorien gezählt und sogar versucht, nach 17 Uhr nichts mehr zu essen. Aber irgendwann hatte ich jedes Mal einen Punkt erreicht, an dem ich enttäuscht aufgab. Übergewicht liegt in unserer Familie, was konnte ich also schon dagegen tun? Dann erzählte mir eine Arbeitskollegin, dass sie nach Paul McKennas Methode lebte und sich wirklich gut damit fühlte. Also entschloss ich mich zu einem letzten Versuch, denn schließlich hatte ich nichts zu verlieren.

Gleich am Anfang war ich erstaunt, wie einfach es war, mit Pauls Methode Gewicht zu verlieren. Ich erkannte schnell, dass es nicht daran lag, was ich aß, sondern daran, dass ich meine innere Einstellung zum Essen veränderte. Ich esse inzwischen richtig gern und verbringe nicht mehr meine Zeit damit, ständig ans Essen zu denken und es nur herunterzuschlingen, wie ich es früher getan habe. Ich esse jetzt, wenn ich hungrig bin, und ich habe viel mehr vom Essen. Nur wenn ich im Restaurant bin, sind mir die Portionen oft zu groß. Ich muss dann erklären, dass es mir zwar gut geschmeckt hat, ich aber nicht alles aufessen kann, weil ich schon satt bin.

Ich habe jetzt viel mehr Energie als früher. Zum Teil liegt es sicherlich daran, dass ich nicht mehr so viele Pfunde mit mir herumschleppe. Ich habe schon am Morgen mehr Elan und bewege mich mehr. Ich bringe meinen Sohn jetzt zu Fuß zur Schule, anstatt wie früher das Auto zu nehmen. Am meisten Freude

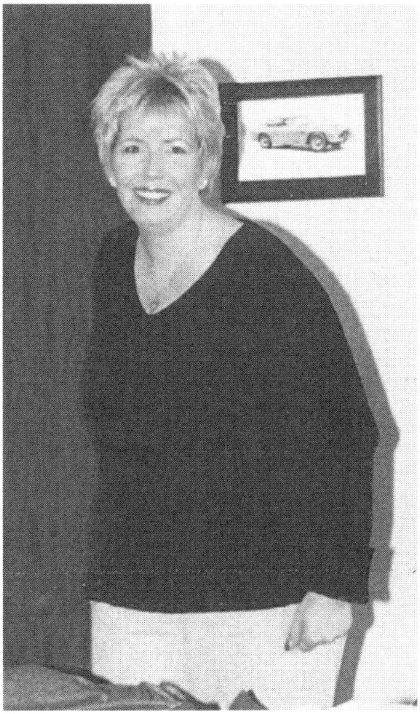

vorher

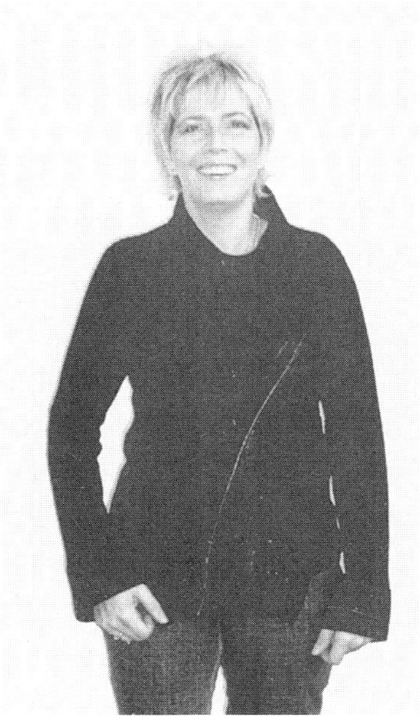

nachher

macht es mir jedoch, neue Kleider zu kaufen. Früher bin ich immer um die Geschäfte herumgeschlichen, weil ich wusste, dass ich schrecklich aussehen würde, auch wenn sie meine Größe gehabt hätten. Jetzt macht es mir Spaß, die Kleider anzuschauen, weil ich weiß, dass ich gut in ihnen aussehen werde.

Seit ich Paul McKennas Methode anwende, habe ich eine positivere Einstellung zum Leben, und ich gehe an alles positiv heran. Das Abnehmen ist ein zusätzlicher Bonus zu der ganzen Art und Weise, wie ich mich heute mit Hilfe seiner Methode fühle.

Kate Howlett

Kapitel 2

Die einfachste Methode der Welt, um abzunehmen

Vertrauen Sie Ihrem Körper

»Die Methode funktioniert wirklich! Es ist erstaunlich, wie schnell und leicht die Pfunde verschwunden sind.«

Ann Carr, PR-Referentin

Ihr Körper ist klüger als jede noch so raffinierte Diät der Welt, aber da wir so viel über »falsche« Nahrungsmittel hören, die angeblich unserer Gesundheit schaden und uns dick machen, ist es nicht immer einfach, das wahrzunehmen, was unser Körper uns sagen will. Außerdem glauben viele Menschen, ihr Körper sei schlecht oder minderwertig, sodass die Vorstellung, diesem Körper zu vertrauen und auf ihn zu hören, für sie eine große Herausforderung darstellt.

Tatsächlich könnte nichts weiter von der Wahrheit entfernt sein. Es ist nur natürlich, dass alles Neue am Anfang schwierig zu sein scheint. Jede Tätigkeit muss erst erlernt werden, sei es, einen Schuh zuzubinden oder ein Auto zu fahren. Zu Beginn müssen Sie jeden Schritt einüben und bewusst umsetzen. Mit der Zeit wird es jedoch immer einfacher, und bevor man sich versieht, tut man es, ohne weiter darüber nachzudenken.

Lassen Sie die Macht der Gewohnheit für sich arbeiten

Wenn es darum geht, Gewicht zu verlieren und nicht wieder zuzunehmen, ist die Gewohnheit für die meisten Menschen der schlimmste Feind. Für Sie sieht die Sache jedoch anders aus, denn wir werden Ihre Gewohnheiten so umfunktionieren, dass sie für Sie arbeiten. Was ich Ihnen gleich erklären will, reicht wirklich aus, um Ihre Essgewohnheiten dauerhaft zu verändern. Die Techniken in diesem Buch und auf der CD, mit deren Hilfe Sie Ihr Gehirn neu programmieren können, werden diese neuen Gewohnheiten unterstützen, und es wird sofort zu positiven Veränderungen kommen.

Wenn Sie die Anleitungen befolgen, die ich Ihnen auf den nächsten Seiten geben werde, werden Sie leichter kluge Entscheidungen darüber treffen, was und wie viel Sie in einer bestimmten Situation essen. Schon bald werden Sie feststellen, dass Sie automatisch in dieser neuen Weise mit dem Essen umgehen.

Essen Sie wie jemand, der von Natur aus schlank ist

»Ich war richtig geschockt, als ich feststellte, dass ich in einer Woche sieben Pfund verlor und nicht wieder zunahm.«

Fiona Elliott, IT-Beraterin

Ich fand durch meine Forschungsarbeit mit Menschen, die von Natur aus schlank sind, heraus, dass sie nur sehr selten ans Essen denken. Sie denken eigentlich nur ans Essen, wenn sie wirklich hungrig sind und sich überlegen, was sie jetzt am liebsten essen würden. Am meisten fiel mir auf, wie einfach es für sie ist, richtige Entscheidungen in Bezug auf ihre Nahrung zu treffen. Im Grunde genommen gibt es vier »Goldene Regeln«, die alle schlanken Menschen intuitiv zu befolgen scheinen. Diese vier Regeln möchte ich Ihnen nun vorstellen. Es handelt sich dabei um vier einfache Orientierungshilfen, die Sie dabei unterstützen werden, gesund und »schlank« zu essen – und zwar in jeder Situation für den Rest Ihres Lebens.

Goldene Regel Nummer 1:

Essen Sie, wenn Sie Hunger haben.

Warum sollte man essen, wenn man keinen Hunger hat?

Wahrscheinlich haben Sie es schon erraten: Die meisten Menschen essen nur zu bestimmten Mahlzeiten. Die Gewohnheit, immer zu festgelegten Zeiten zu essen, ist – wie jede falsche Programmierung – eine der wesentlichen »Missetaten«, durch welche die angeborene Weisheit des Körpers ignoriert und außer Kraft gesetzt wird.

Tatsächlich sind viele Menschen so unempfänglich für die Botschaften ihres Körpers, dass sie nicht mehr wissen, wie sie auf ihn hören können. Wenn Sie beim Lesen der ersten Goldenen Regel gedacht haben, »Aber ich bin immer hungrig!« oder »Aber ich bin nie hungrig!«, dann gehören Sie wahrscheinlich zu ihnen. Sobald Sie jedoch wieder Kontakt zu Ihrem Körper aufnehmen, werden Sie auch wieder in der Lage sein, die natürlichen Anzeichen wirklichen Hungers wahrzunehmen.

Warum zu wenig zu essen dick macht

Haben Sie sich jemals gefragt, woraus der Höcker eines Kamels besteht? Er besteht aus Fettgewebe – gespeichertem Fett. Kamele speichern Fett, weil sie nicht wissen, wann sie die nächste Mahlzeit bekommen werden. Wenn Sie ständig mit einem Hungergefühl herumlaufen, weil Sie nicht essen, wenn Sie Hunger haben, macht Ihr Körper das Gleiche. Vor allem, wenn Sie schon länger bemüht sind, Gewicht zu verlieren, befindet sich Ihr Körper im permanenten Zustand der Fettspeicherung.

Gleichzeitig schaltet Ihr Körper, wenn Sie zu wenig essen, in ein Überlebensprogramm, weil er denkt, es herrscht eine Hungersnot. Er speichert dann Fett in den Zellen, um für »den Notfall« gerüstet zu sein. Mit der Zeit zieht der Körper aus allen Nahrungsmitteln, die Sie essen, immer mehr Fett. In einer Lasagne von »Weight Watchers« befinden sich vielleicht nur ein paar Gramm Fett, aber wenn Sie nur zu den festgelegten Mahlzeiten essen und nicht dann, wenn Sie hungrig sind, wird Ihr Körper alles tun, um sich auch dieses bisschen Fett zu sichern und es irgendwo bis zum späteren Verbrauch einzulagern. Beim Mann wird das Fett am Bauch abgespeichert und bei der Frau an den Hüften und an den Oberschenkeln.

Dies ist einer der Gründe, warum schlanke Menschen viel essen können und trotzdem nicht dick werden – sie laufen nicht ständig mit einem Hungergefühl herum, sodass ihr Körper das Fett entweder verbrennen oder ausscheiden kann.

Wenn Sie permanent den Ruf des Körpers nach Nahrung unterdrücken, hat dies zudem Auswirkungen auf Ihren Stoffwechsel. Ein schnellerer Stoffwechsel verbrennt im Laufe des Tages mehr Energien, aber wenn Sie zu wenig essen, verlangsamt sich Ihr Stoffwechsel, um Energie zu sparen. Dies führt zu einem Gefühl von Lethargie, das viele Menschen als leichte Depression deuten.

Als ob dies nicht schon schlimm genug wäre, führt das Ignorieren des Hungers in Ihrem Unterbewussten zu einem schädlichen Denkmuster in Bezug auf Nahrung und Essen. Diese subtile Anspannung rund ums Essen führt zu einer einschneidenden neuro-chemischen Veränderung des Gehirns, wodurch falsche Hungersignale ausgesendet werden und es zu plötzlichen Ess- und Trinkattacken kommen kann. Dadurch entsteht dann ein Teufelskreis: Je weniger Sie Ihrem Körper vertrauen, desto unglaubwürdiger werden seine Botschaften und Signale.

Aber zum Glück gibt es eine Möglichkeit, aus diesem Teufelskreis auszubrechen:

Um die angeborene Weisheit Ihres Körpers wieder wahrnehmen zu können, müssen Sie nur dann essen, wenn Sie hungrig sind.

Innerhalb weniger Tage wird sich Ihr Stoffwechsel stabilisieren und Ihr Körper sich erholen. Er nimmt dann nur noch die Nährstoffe auf, die er wirklich braucht, um den aktuellen Anforderungen gerecht zu werden, und alles andere scheidet er mühelos aus.

> ***Goldene Regel Nummer 2:***
>
> ***Essen Sie, was Sie wollen, und nicht, was Sie glauben essen zu müssen.***

In einem faszinierenden Experiment, das in den 30er Jahren stattfand, bekamen Kleinkinder sieben Tage in der Woche 24 Stunden lang uneingeschränkten Zugang zu einer riesigen Palette an Nahrungsmitteln, die von Eiskrem bis Spinat reichte. Ihnen wurde dadurch ermöglicht, sich einen Monat lang ihre eigene Ernährung frei zusammenzustellen und selbst zu entscheiden, was sie wann essen wollten.

Und das Ergebnis? Obwohl die Kinder unterschiedliche Nahrungsmittel zu verschiedenen Zeiten auswählten, aß doch jedes Kind im Laufe des Monats letztlich das, was man als eine ausgewogene Ernährung betrachtet.

In gleicher Weise berichten viele Frauen von ungewöhnlichen Essgelüsten während der Schwangerschaft. Der Grund, warum eine Schwangere Heißhunger auf alles Mögliche und Unmögliche – von Eiskrem bis zu sauren Gurken – hat, liegt darin, dass ihr Körper ihr genau mitteilt, was er braucht, um das Baby gesund wachsen zu lassen.

Widerstand ist zwecklos

»Pauls Methode hat mein Leben total verändert. Ich denke nicht mehr ständig nur ans Essen. Ich bin begeistert!«

Alexandra Simmons, Journalistin

Sobald Sie sich selbst verbieten, bestimmte Nahrungsmittel zu essen (meistens weil man Ihnen erzählt hat, dass sie nicht gut für Sie seien), stören Sie das natürliche Gleichgewicht in Ihrer Beziehung zu diesen Speisen. Anstatt es weniger zu wollen, wird die »verbotene Frucht« immer verlockender für Sie. Der innere Kampf zwischen einer positiven Absicht und Ihrem Widerstand gegen jede Art von Kontrolle (auch durch Sie selbst) kann sehr anstrengend sein. Wenn Sie stattdessen Frieden mit dem Essen schließen und anfangen, auf die Weisheit Ihres Körpers zu hören, werden Sie merken, wie sich die Anspannung und die Schuldgefühle legen, die dadurch entstehen, dass Sie NICHT Ihrer Intuition folgen.

Wenn Sie aufhören, sich bestimmten Gelüsten zu widersetzen, und beginnen, Ihrer natürlichen Intuition in Bezug aufs Essen zu vertrauen, werden Sie feststellen, dass sich auch Ihr Geschmack verändert.

Viele Menschen haben zum Beispiel Angst, sie würden nur noch Schokolade, Pizza und Kuchen essen, wenn sie sich erlauben würden, alles zu essen, was sie zu einem bestimmten Zeitpunkt essen wollen. Wissenschaftliche Studien und meine eigene Erfahrung aus der Arbeit mit Tausenden von Menschen, die erfolgreich Gewicht verloren haben, zeigen jedoch, dass Sie, wenn Sie nur noch das essen, was Sie essen wollen, zum Schluss eine ziemlich ausgewogene Ernährung haben.

Sie wird manchmal auch als 90/10-Gleichgewicht bezeichnet. 90 Prozent Ihrer Nahrungsmittel werden leicht sein und genügend Nährstoffe haben, und zehn Prozent wird das sein, was Sie »aus Spaß und zum Vergnügen« essen. Es kann sogar sein, dass Sie Appetit auf Nahrungsmittel bekommen, zu denen Sie sich früher »zwingen« mussten.

Goldene Regel Nummer 3:

Essen Sie bewusst, und genießen Sie jeden Bissen.

Ich habe bei Menschen mit Übergewicht eine interessante Beobachtung gemacht. Wenn sie nicht gerade etwas zu sich nehmen, denken sie die ganze Zeit über nur ans Essen. Beim Essen verfallen sie in eine Art »Trance-Zustand«, in dem sie sich so viel in den Mund schaufeln, wie sie nur können, ohne wirklich zu kauen oder zu schmecken.

Für dieses Verhalten gibt es einen guten Grund, so seltsam das auch scheinen mag. Immer, wenn wir etwas tun, das für unser Überleben wichtig ist, wie zum Beispiel essen, tief atmen oder Liebe machen, wird in unserem Gehirn ein »Glückshormon« namens Serotonin freigesetzt.

Menschen mit Übergewicht schaufeln sich, so schnell sie können, Essen in den Mund, um ihren Serotonin-Spiegel zu erhöhen. Weil sie jedoch unbewusst essen, registrieren sie leider nie das Signal aus ihrem Magen, das ihnen sagt, wann sie satt sind. Also werden ihre Gesichter immer breiter, ihre Bäuche immer dicker und ihre Körper immer schwerer.

Das Problem liegt nun darin, dass sie sich zwar kurzzeitig gut fühlen, weil sie viel gegessen haben, aber hinterher fühlen sie sich fett und schuldig. Sie fühlen sich sogar so schlecht, dass sie das ganze Ritual des unbewussten Vollstopfens wiederholen, um ihre schlechten Gefühle, die sie soeben selbst erzeugt haben, zu betäuben.

Eine wichtige Regel meiner Methode zur Gewichtsabnahme lautet daher:

> ***Sie können essen, was Sie wollen und wann Sie es wollen, solange Sie dabei jeden einzelnen Bissen genießen.***

Ich kann diese Aussage nicht genug betonen. Ich meine, dass Sie Ihr Essen *wirklich* genießen – seinen Geschmack, seine Beschaffenheit und alle Empfindungen, die Sie haben, wenn Sie jeden Bissen gründlich kauen.

Um Ihr Essen wirklich genießen zu können, sollten Sie natürlich mitbekommen, dass Sie überhaupt essen. In der Schweiz hat kürzlich eine Untersuchung gezeigt, dass Menschen mit verbundenen Augen 25 Prozent weniger aßen als Menschen, die ihr Essen sehen konnten. Mit anderen Worten: Wenn sie sich ganz auf den Geschmack und die Beschaffenheit verlassen mussten, aßen sie tatsächlich weniger.

Diese Feststellung passt zu einer Beobachtung, die ich in meinen Seminaren zur Gewichtsabnahme gemacht habe. Nach dem Mittagessen berichten die Teilnehmer oft, dass ihnen das Essen sehr gut geschmeckt habe, weil sie das erste Mal seit langem langsam und bewusst genug gegessen hatten, um den Geschmack auch wirklich wahrzunehmen und zu fühlen, wann sie satt waren.

Wie Sie Ihren Thermostat wieder richtig einstellen

Der nachfolgende Vorschlag soll Ihnen helfen, sich jeden Bissen auch wirklich auf der Zunge zergehen zu lassen:

> *Verlangsamen Sie in den nächsten zwei Wochen Ihre Essgeschwindigkeit auf ein Viertel des Tempos, mit dem Sie normalerweise essen, und kauen Sie gründlich jeden einzelnen Bissen.*

Ich erinnere mich daran, dass ich als Kind eine Werbung für eine »Diät-Gabel« gesehen habe, die zwei Lichter hatte – ein rotes und ein grünes. Die Anweisung war einfach: Wenn das grüne Licht leuchtete, konnte man essen; bei rotem Licht musste man die Gabel zur Seite legen und warten.

Obwohl die meisten von uns ihre Essgewohnheiten nicht von der Gnade einer Gabel abhängig machen wollten, ist das Prinzip genau richtig. Es ist sehr wichtig, dass Sie Messer und

Gabel zwischen den Bissen zur Seite legen, sodass Ihr Körper die Möglichkeit hat, zu realisieren, was er tut. Auch wenn Sie kein Besteck benutzen, sollten Sie Ihren Sandwich zwischen jedem Bissen ablegen. Erst wenn Ihr Mund wieder leer ist, essen Sie weiter.

Auf diese Art und Weise machen Sie jeden Bissen zu einer bewussten Entscheidung, anstatt das Essen gedankenlos in sich hineinzuschaufeln.

Muss ich mein Essen wirklich kauen?

»Durch Pauls Methode habe ich eine größere Einsicht gewonnen. Es geht nicht darum, was ich esse, sondern wie ich esse!«

Annie Elliot, Ärztin

Erinnern Sie sich daran, wann und wie Sie zuletzt Popcorn, Nüsse oder Chips gegessen haben, während Sie sich einen Film oder ein Fußballspiel anschauten. Sie taten es sicher unbewusst. Als Sie wieder »aufwachten« und Ihre Umgebung wieder bewusst wahrnahmen, war die ganze Schale oder Tüte leer. Wenn Sie sich jedoch vornehmen, jeden Bissen bewusst zu kauen, ist es nahezu unmöglich, zu viel zu essen. Außerdem bringt es ein paar überraschende gesundheitliche Vorteile mit sich.

Im 19. Jahrhundert empfahlen die Ärzte den Menschen, mindestens 20 Mal zu kauen, um das Essen optimal verdauen zu können. Die moderne Wissenschaft hat inzwischen nachgewiesen, warum es so viel gesünder ist, wenn Sie Ihr Essen richtig kauen. Die Enzyme in Ihrem Speichel sind wesentlich stärker als die in Ihrem Magen und können die Nahrung wesentlich leichter aufspalten. Dadurch verbessert sich nicht nur Ihre Verdauung und Sie haben mehr Energie, Sie werden auch auf natürliche Weise weniger essen und sich besser fühlen.

> ***Goldene Regel Nummer 4:***
>
> *Hören Sie auf zu essen, wenn Sie das Gefühl haben, satt zu sein.*

Als Kind habe ich den Wasserkessel meiner Mutter dazu benutzt, um heimlich zugeklebte Umschläge zu öffnen. Damit ich genug Dampf hatte, musste ich den Schalter auch weiterhin auf »an« gedrückt halten, nachdem das Wasser gekocht hatte. Natürlich sind Wasserkessel nicht konstruiert, um auf diese Weise benutzt zu werden, und schnell verbog sich durch die große Hitze der metallene Thermostat im Kessel und funktionierte nicht mehr richtig.

Glücklicherweise war er einfach zu reparieren. Ich musste nur in den Kessel greifen und den Thermostat wieder zurückbiegen. Sofort funktionierte der Kessel wieder wie gewohnt.

Der menschliche Körper ist so angelegt, dass wir essen, wenn wir Hunger haben, und aufhören, wenn wir satt sind. Aber viele von uns sind so konditioniert, dass sie so lange essen, bis sie sich voll fühlen – oder noch schlimmer, bis sie den Teller ganz leer gegessen haben.

Um Übergewicht auf einfache Weise loszuwerden und das ideale Gewicht zu halten, müssen Sie anfangen, mit Ihrem Körper zu kooperieren und nicht gegen ihn zu arbeiten. Um schlank zu werden und schlank zu bleiben, müssen wir wieder sensibel für unseren »inneren Thermostat« werden, damit wir aufhören zu essen, wenn wir satt sind, und uns für den Rest des Tages gut fühlen.

Wenn Sie genug gegessen haben, sendet Ihr Magen ein Signal, das Ihnen mitteilt: »Ich bin zufrieden gestellt, es ist genug.« Die meisten Menschen spüren dieses sanfte und befriedigende Gefühl in ihrem Solarplexus (dem Bereich unterhalb Ihres Brustkorbs und über Ihrem Magen).

Wenn Sie allerdings dieses warme Gefühl, das Ihnen signalisiert, dass Sie satt sind, nicht registrieren, wenn es erstmalig auftritt, werden Sie feststellen, dass jeder weitere Bissen immer weniger gut schmeckt. Je mehr Sie darauf achten, desto deutlicher werden Sie es bemerken.

Wenn Sie trotzdem weiter essen, können Sie klar und deutlich spüren, dass Sie sich immer unwohler fühlen. Es ist daher von entscheidender Bedeutung, dass Sie, wenn Sie dieses Unbehagen fühlen, sofort aufhören zu essen, und zwar unabhängig davon, wie viel Essen sich noch auf Ihrem Teller befindet.

Wenn ich diesen Zusammenhang in meinen Seminaren darlege, gibt es immer mindestens eine Person, die es mit der Angst zu tun bekommt und sagt: »Aber was ist, wenn ich zehn Minuten später wieder Hunger habe?«

Die Antwort ist ganz einfach: Essen Sie, wenn Sie Hunger haben. Sie sollten jedoch das essen, was sie wirklich essen wollen, und nicht das, was Sie glauben essen zu müssen. Essen Sie bewusst, und genießen Sie jeden Bissen. Und hören Sie sofort wieder auf, wenn Sie satt sind.

Die Hunger-Skala

An diesem Punkt möchte ich Ihnen ein erstaunliches Werkzeug vorstellen, das Ihnen hilft zu entscheiden, wann Sie am besten mit dem Essen anfangen und aufhören. Ich nenne es die Hunger-Skala. Sie geht von eins (= sich vor Hunger körperlich schwach fühlen) bis zehn (= sich so voll gestopft zu haben, dass Ihnen übel ist).

Die Hunger-Skala

1 – körperlich schwach
2 – ausgehungert
3 – ziemlich hungrig
4 – ein bisschen hungrig
5 – neutral
6 – wohltuend satt
7 – richtig satt
8 – voll gestopft
9 – aufgebläht
10 – Gefühl der Übelkeit

Schauen Sie sich die Hunger-Skala an, und fühlen Sie in Ihren Körper. Wie hungrig sind Sie im Augenblick?

Jede Person ist anders, aber als allgemeine Regel gilt, dass Sie etwas essen sollten, wenn Sie sich auf der Skala irgendwo zwischen 3 und 4 befinden – das heißt, wenn Sie ziemlich hungrig, aber noch nicht ausgehungert sind. Wenn Sie warten, bis Sie bei 2 oder 1 auf der Skala angelangt sind, kommen Sie automatisch in den Hunger-Modus und werden wahrscheinlich dann mehr essen, als Ihr Körper wirklich braucht, und den Überschuss als Fettreserven speichern.

Idealerweise hören Sie auf zu essen, wenn Sie sich auf der Hunger-Skala bei 6 oder 7 befinden – wenn Sie sich also wohltuend oder richtig satt fühlen, aber noch nicht voll gestopft oder aufgebläht sind.

Wenn Sie allerdings schon eine Abmagerungskur nach der anderen gemacht haben, sind Sie vielleicht so daran gewöhnt, die Signale Ihres Körpers zu missachten, dass Sie manchmal »vergessen« zu essen, bis Sie Heißhunger haben, und so lange essen, bis Sie voll gestopft sind. Wenn dies auf Sie zutrifft, sollten Sie ein Mal in der Stunde in Ihren Körper hineinhören, damit Sie (wieder) lernen, wie sich die unterschiedlichen Zustände auf der Skala anfühlen.

Je mehr Sie in der Lage sind, Ihren eigenen Hunger wahrzunehmen, desto eher werden Sie seine Signale erkennen, lange bevor Ihr Magen zu knurren anfängt oder Ihr Bewusstsein beim Essen abschaltet.

Verändern Sie Ihre Gewohnheiten

Neulich war ich bei einem Freund, der schon viele Diäten ausprobiert hatte, aber Jahr für Jahr immer dicker und frustrierter geworden war. In weniger als einem halben Jahr hat er mit meiner Methode 25 Kilo abgenommen.

Zuerst war er sich nicht sicher, ob sie auch funktionierte, aber er hielt durch, und nach ein paar Wochen bemerkte er, dass seine Kleidung sich lockerer anfühlte. Dabei hatte er noch gar nicht damit angefangen, die Techniken zur Neuprogrammierung des Gehirns anzuwenden. Ich hatte ihm einfach nur die vier Goldenen Regeln erklärt, und er hatte begonnen, nach ihnen zu leben.

Als wir neulich zusammen zu Abend aßen, verzehrte er nur die Hälfte seines Essens, eines köstlich aussehenden Nudelauflaufs mit einer reichhaltigen, cremigen Soße. Als ich ihn fragte, ob irgendetwas mit seinem Essen nicht stimmte, antwortete er: »Nein, es schmeckt wirklich gut. Aber seitdem du mir von deiner blöden Methode erzählt hast, kann ich mich nicht mehr überessen.«

Dies bringt uns zu einem weiteren Grund, warum so viele Menschen gewohnheitsmäßig mehr essen, als ihr Körper braucht und will …

Hören Sie auf, immer Ihren Teller leer zu essen

Der »Club der sauberen Teller« hat viele Mitglieder. Wenn sie nicht alles verzehren, was ihnen vor die Nase gestellt wird, fühlen sie sich irgendwie »schlecht«. Wenn Sie immer Ihren Teller leer essen, auch wenn Sie gar nicht mehr hungrig sind und das Essen Ihnen nicht mehr schmeckt, dann erlauben Sie einem Jugendlichen, der fünf Euro die Stunde bei McDonalds verdient, ihr Körpergewicht zu bestimmen. Wir brauchen uns doch nichts vorzumachen – oder würden Sie einem Verkäufer erlauben, dass er Ihnen sagt, wie viel Geld Sie für Ihre Kleidung ausgeben sollten?

Wie die meisten Kinder es zu hören bekommen, so erzählten auch meine Eltern mir, dass ich meinen Teller leer essen müsse, »weil in Indien die Kinder hungern«. Unterschätzen Sie nicht die subtile Macht einer solchen Schuldzuweisung, besonders wenn sie in einem Alter geschieht, in dem das Kind sehr dafür empfänglich ist. Natürlich fand ich später heraus, dass alles Schwindel war. Ich entgegnete dann gewöhnlich: »Was hilft es den hungernden Kindern in Indien, wenn ich Übergewicht habe? Soll ich ein Bild von mir machen und es ihnen mit den Worten schicken ›Zumindest wisst ihr jetzt, dass unser Essen nicht im Abfalleimer gelandet ist‹?«

Ich möchte es an dieser Stelle ein für alle Mal klarstellen: Im Gegensatz zur landläufigen Meinung von Eltern hat das Teller-leer-Essen nicht dazu geführt, dass es weniger hungernde Kinder in Afrika, Indien oder China gibt. Wenn Sie ernsthaft daran interessiert sind, den Welthunger zu bekämpfen, sollten Sie Ihre Essgewohnheiten so verändern, dass Sie nur noch essen, wenn Sie Hunger haben. Sie sollten jeden Bissen genießen und aufhören, wenn Sie das Gefühl haben, satt zu sein. Sie werden dadurch so viel weniger essen, dass mehr für andere übrig bleibt.

Am einfachsten kündigen Sie Ihre Mitgliedschaft im Club der sauberen Teller, indem Sie absichtlich einen kleinen Rest auf Ihrem Teller lassen, selbst wenn es sich nur um eine halbe Kartoffel handelt. Auf diese Weise senden Sie eine neue Botschaft an Ihr Unterbewusstes und lassen es wissen, dass Sie Ihr Verhalten ändern. Sobald Sie die Gewohnheit durchbrochen haben (indem Sie nach jedem Essen ein bisschen auf Ihrem Teller liegen lassen), werden Sie sich wohl dabei fühlen, nur so viel zu essen, bis Sie satt sind, auch wenn das bedeutet, dass Sie die Hälfte Ihres Essens oder sogar noch mehr auf Ihrem Teller lassen. Ihr Bauch wird dann nicht so voll sein, und Sie werden mehr Kontrolle über Ihr Leben haben.

Und machen Sie sich keine Sorgen, sollten Sie später wieder Hunger haben: Holen Sie sich einfach einen neuen Teller und lassen auch auf ihm so viel zurück, wie Sie möchten.

Das magische Schlankheits-Elixier

Es gibt noch etwas, das Sie dabei unterstützen kann, nur noch dann zu essen, wenn Sie Hunger haben und sofort mit dem Essen aufzuhören, wenn Sie den leisesten Anflug von Sättigung spüren. Unser Körper besteht zu ungefähr 75 Prozent aus Wasser, und im wichtigen Bereich unseres Gehirns beträgt der Wassergehalt sogar 85 Prozent. Wenn nun der innere Mechanismus in unserem Körper, der die Wasserversorgung regelt, eine Verknappung des Flüssigkeitsstands und der Flüssigkeitszufuhr registriert, geht unser Körper in einen Modus der Wasserrationierung. Das Gehirn wird zuerst mit Wasser versorgt, und alle inneren Organe erhalten gerade so viel Flüssigkeit, dass ihre Funktionsfähigkeit gewährleistet ist.

Nach Dr. F. Batmanghelidj, Autor des Buches *Wasser, die gesunde Lösung*, sind viele der täglich auftretenden Schmerzen und Gebrechen, einschließlich Hunger, in Wahrheit Anzeichen einer Dehydratation, also von Wassermangel im Körper. Dies ist auch einer der Gründe dafür, warum Sie manchmal essen können, was Sie wollen, und trotzdem nicht das Gefühl haben, wirklich befriedigt zu sein.

Da die Unterscheidung zwischen einem Durstsignal und wirklichem Hunger nicht immer leicht zu treffen ist, sollte man auf einen Anflug von Hunger immer zuerst mit einem Glas frischem Wasser reagieren. Wenn Sie hinterher nicht mehr hungrig sind, war es Durst. Haben Sie noch Hunger, essen Sie etwas!

Was Sie in den nächsten zwei Wochen zu erwarten haben

1. Es wird sich komisch anfühlen

Von einigen habe ich gehört, dass sie sich am Anfang komisch vorkamen, langsam zu essen und jeden Bissen bewusst zu kauen. Sie hatten das Gefühl, beim Essen von den anderen angestarrt zu werden. Aber wie das Sprichwort schon sagt: »Du würdest dir weniger Gedanken darum machen, was andere Leute über dich denken, wenn du wüsstest, wie selten sie das tun.« Die meisten Menschen haben so viel mit sich selbst zu tun, dass sie noch nicht einmal bemerken, was sie sich selbst alles in den Mund stecken, geschweige denn, dass es sie interessiert, was in Ihrem Mund passiert.

Diejenigen, die wissen, dass Sie öfter eine Diät machen, werden die Pizza, den Schinken und die Schokolade auf Ihrem Teller bemerken, selbstgefällig grinsen und innerlich denken, dass Sie schon wieder »schwach geworden« sind.

Aber diesmal lachen Sie zuletzt. Je einfacher es für Sie wird, bewusst zu essen, desto besser wird Ihnen Ihr Essen schmecken. Sie werden das wunderbare Gefühl der Befriedigung genießen, weil Sie Ihr Essverhalten unter Kontrolle haben.

In einer Gesellschaft wie der unseren, in der es so viele verschiedene Ansichten über richtige Ernährung und richtiges Aussehen gibt, kann das, was als »normal« betrachtet wird, meilenweit von einer ursprünglichen Natürlichkeit entfernt sein. Zuerst mag es sich vielleicht seltsam anfühlen, den eigenen Körper wieder daran zu gewöhnen, in einer neuen, intuitiven Art zu essen. Aber es ist wichtig, sich dabei bewusst zu machen, dass Sie sich dabei in Wirklichkeit nur wieder der natürlicheren Form der Nahrungsaufnahme annähern. Deshalb hat meine Methode auch eine nachhaltige Wirkung, im Gegensatz zu Abmagerungskuren, die Ihrem natürlichen Drang zuwiderlaufen, dann zu essen, wenn Sie Hunger haben, und dann aufzuhören, wenn Sie satt sind. Die einfachste Methode der Welt, um Übergewicht zu verlieren, arbeitet nicht gegen, sondern *mit* Ihrem Körper.

2. Sie werden sich gut fühlen

Der größte dauerhafte Nutzen dieser Methode besteht darin, dass sich die meisten Menschen grundlegend besser fühlen – und zwar konkret in ihrem Körper, aber auch ganz allgemein.

Was Sie von meiner Methode erwarten können:

- Zum ersten Mal seit langer Zeit werden Sie das Gefühl haben, Ihr Essverhalten selbst zu bestimmen.
- Sie werden sich keine Sorgen mehr machen müssen, was Sie wann essen. Sie werden frei sein vom zwanghaften Denken ans Essen.
- Sie werden sehen, dass es auch für Sie möglich ist, auf einfache Weise abzunehmen.
- Schlanke Menschen werden Ihnen nicht mehr wie Wesen von einem anderen Stern vorkommen. Jeder Mensch hat die Fähigkeit, schlank zu sein.

Sie werden sogar erstaunt sein, wie einfach es ist!

Da Sie sich nicht mehr so viel Gedanken ums Essen machen müssen, haben Sie mehr freie Energie für andere Lebensbereiche. Diese freie Energie ist eines der Anzeichen dafür, dass die Methode perfekt funktioniert.

3. Sie werden überrascht sein, wie gut die Methode funktioniert

Viele Menschen, die meine Methode erfolgreich angewendet haben, waren sich in den ersten Wochen nicht sicher, ob das Ganze überhaupt klappt. Entweder hatten sie das Gefühl, mehr als vorher zu essen, oder sie befürchteten, dass ihr Essen nicht ausgewogen war, oder sie glaubten sogar, dass sich überhaupt nichts Wesentliches verändert habe.

> *Entspannen Sie sich!*
> *Solange Sie sich an die vier Goldenen Regeln halten, wird die Methode funktionieren.*

Es ist völlig normal, wenn Ihnen Zweifel kommen, denn Sie tun etwas völlig anderes im Vergleich zu dem, was Sie vorher getan haben. Bald jedoch, wenn Sie merken, dass Sie mehr Energie haben, Ihnen Ihre Kleidung wieder besser passt und Sie sich generell wohler in Ihrem Körper fühlen, werden Sie erkennen, dass alles wunderbar funktioniert. Denken Sie daran, dass Sie alle möglichen anderen Methoden ausprobiert haben, die entweder gar nicht oder nur für kurze Zeit funktioniert haben. Wenn Sie sich die nächsten zwei Wochen voll und ganz auf meine Methode einlassen, haben Sie also nichts zu verlieren – außer Ihrem Übergewicht.

4. An einem gewissen Punkt werden Sie meine Anweisungen vergessen und sich nicht mehr an die Goldenen Regeln halten

Es ist wichtig, sich klar zu machen, dass Sie einen oder auch zwei Ausrutscher auf dem Weg haben werden – wenn Sie hastig einen Sandwich im Gehen herunterschlingen, zu viel Schokolade zum Nachtisch naschen, mit Essen Ihre Nerven beruhigen oder sich in netter Gesellschaft der Schlemmerei hingeben.

An diesem Punkt haben Sie die Wahl:

Sie können sich selbst Vorwürfe machen, so wie Sie es in der Vergangenheit immer getan haben. Sie können aufgeben und sich selbst einreden, was für ein Schwächling Sie doch sind und dass Sie sich niemals ändern werden.

Oder

Sie *entspannen* sich. Sie lächeln und erinnern sich daran, dass ich Ihnen prophezeit habe, dass all dies passieren wird. Sie essen weiterhin, was Sie wollen, wann immer Sie Hunger haben, genießen bewusst jeden Bissen und hören auf zu essen, wenn Sie das Gefühl haben, satt zu sein. Egal was geschieht, kehren Sie immer wieder dahin zurück, meine Anweisungen zu befolgen.

Ein paar Worte zum Wiegen

Was das Wiegen betrifft, so möchte ich Sie zur Vorsicht mahnen. In all den Jahren, in denen ich mit Klienten arbeite, die ihr Übergewicht verlieren wollen, habe ich immer wieder feststellen müssen, wie zwanghaft viele Menschen sich ständig wiegen. Manche tun es jeden Tag; einige sogar nach jeder Mahlzeit. Für sie ist die Skala der Waage wie eine Lotterie, von der sie erwarten, dass sie seit dem letzten Mittagessen auf einen Schlag 20 Kilo abgenommen haben.

Sie können Ihren tatsächlichen Gewichtsverlust nicht dadurch überprüfen, dass Sie sich jeden Tag auf die Waage stellen. Jedes Mal, wenn Sie angstvoll auf die Waage schauen, tun Sie etwas, um sich wieder schlecht zu fühlen. Das Körpergewicht schwankt ständig – selbst bei schlanken Menschen. Von Natur aus schlanke Personen wiegen sich, wenn überhaupt, nur äußerst selten. Die meisten könnten Ihnen nicht sagen, wie viel sie wiegen, selbst wenn Sie sie für diese Auskunft bezahlen würden.

Weil das Körpergewicht durch Umwelteinflüsse, Wassereinlagerungen und sogar den atmosphärischen Druck bis zu zehn Pfund nach oben oder unten schwanken kann, ist es kein verlässlicher Maßstab für das Abnehmen. Es ist also wichtig, dass Sie sich die nächsten zwei Wochen NICHT WIEGEN!

Ich empfehle Ihnen stattdessen sogar, die Waage völlig abzuschaffen – Sie wissen auch ohne sie, wann Sie Ihr Idealgewicht haben, weil Sie sich wunderbar fühlen und großartig aussehen. Wenn Sie es dennoch absolut nicht lassen können, dann steigen Sie höchstens nur alle *zwei* Wochen auf die Waage.

Wenn ein Flugzeug von einem Ort zu einem anderen fliegt, bewegt es sich nicht in einer gerade Linie, sondern passt seinen Kurs immer wieder an. Obwohl es zu 91 Prozent der Flugzeit nicht auf dem berechneten Kurs ist, weiß der Pilot doch immer, wo er landen wird.

Das Gleiche gilt für das Schlankwerden. An einigen Tagen wird es Ihnen leichter fallen als an anderen. Manchmal werden Sie mehr und manchmal weniger Vertrauen haben, dass

Sie Ihr Idealgewicht erreichen. Wenn Sie Ihr Ziel jedoch nicht aus den Augen lassen und meinen Richtlinien weiterhin folgen, *werden Sie Gewicht verlieren* und nicht wieder zunehmen, solange Sie diese Methode anwenden.

Ist es wirklich so einfach?

Ja. Wir wollen uns noch einmal die vier Grundsätze meiner Methode anschauen:

1. Essen Sie, wenn Sie Hunger haben.
2. Essen Sie nur das, was Sie wollen, und nicht das, was Sie glauben essen zu müssen.
3. Essen Sie bewusst, und genießen Sie jeden Bissen.
4. Hören Sie auf zu essen, wenn Sie das Gefühl haben, satt zu sein.

Dies ist alles, was Sie berücksichtigen müssen, um Ihr Übergewicht zu verlieren und nicht wieder zuzunehmen. Wenn Sie wirklich bereit sind, schlank zu sein, kann ich es sogar noch leichter für Sie machen. Sie brauchen nur eine einzige Gewohnheit zu verändern:

Genießen Sie bewusst jeden Bissen.

Wenn Sie sich auf diesen einen Grundsatz konzentrieren, wird auch alles andere sich verändern, weil:

- Sie Ihr Essen nicht richtig genießen können, wenn Sie nicht wirklich hungrig sind.
- Sie nur dann Ihr Essen genießen können, wenn Sie das essen, was Ihnen wirklich schmeckt.
- Ihr Essen nicht mehr schmeckt, wenn Sie eigentlich schon satt sind.

Maureen Edwards
Ich habe 115 Kilo abgenommen !

Ich war einmal auf einer Grillparty mit sehr vielen Gästen. Ich holte mir etwas zu essen und stapelte es auf meinen Teller. (Ich war damals ess-süchtig – mir war klar, wie dick ich war, aber ich war wirklich abhängig vom Essen.) Dann setzte ich mich irgendwohin, und als ich wieder aufstehen wollte, kam ich nicht mehr aus meinem Stuhl.

Später fand ich heraus, dass mir meine Schwester schon den größten Stuhl reserviert hatte – es war einer dieser robusten weißen Plastikstühle –, aber ich kam einfach nicht mehr aus ihm heraus. Ich spürte, wie sich der Stuhl unter meinem Gewicht verzog und seine Füße sich nach außen spreizten, und rief nach meinen Mann, damit er kam und mir half.

Alle lachten über die Situation, und ich versuchte mit ihnen zu lachen, aber die Demütigung brach mir das Herz. Die Lehnen des Stuhls drückten so stark in meine Oberschenkel (sie hatten einen Umfang von 180 Zentimetern), dass sie zu bluten anfingen. Mein ganzer Hosenanzug war voll Blut, und zum Schluss konnte ich auch nicht mehr so tun, als würde ich über meine Lage lachen. Stattdessen fing ich laut an zu schluchzen.

Schließlich gelang es meinem Mann und einer Freundin, mich aus dem Stuhl zu befreien, indem sie die Armlehnen wegbrachen. Im Auto auf dem Weg nach Hause entschied ich mich – immer noch weinend – dafür, etwas zu untenehmen. Paul McKennas Buch kam mir in den Sinn, das mir eine Freundin erst kürzlich empfohlen hatte.

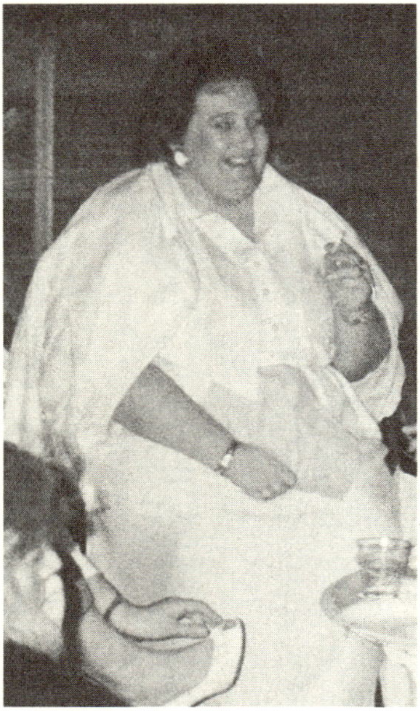

vorher

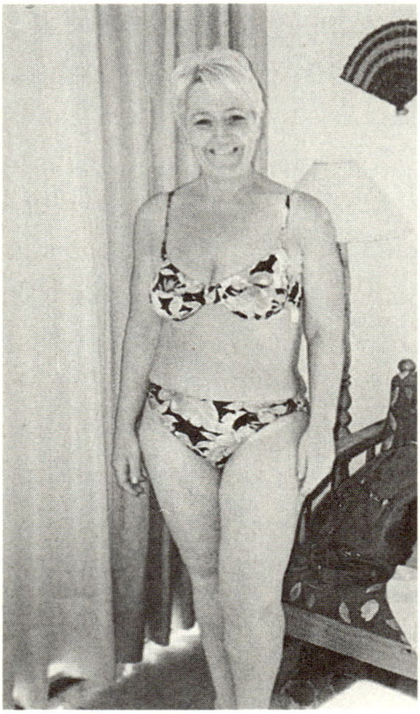

nachher

Am Anfang machte ich mir keine großen Hoffnungen, denn ich hatte schon unzählige Diäten ausprobiert. Dennoch hofft man immer, dass der neue Versuch endlich zum Erfolg führt, auch wenn es gewöhnlich nicht der Fall ist.

Egal, am nächsten Morgen – immer noch nicht überzeugt – zog ich eine kurze Jogginghose und ein ausgebeultes T-Shirt an, bedeckte aber alles mit einem weiten Mantel, und ging mit einer Einkaufstasche aus dem Haus, sodass meine Nachbarn denken mussten, ich würde einkaufen gehen. Ich hatte vor, einen längeren Spaziergang zu machen, aber oben auf dem Hügel musste ich Ron anrufen und ihn bitten, mich abzuholen. Ich war zu erschöpft, um bis nach Hause zurückzulaufen, und ich wusste, ich hatte zu viel Übergewicht, um es ohne fremde Hilfe zu schaffen. Das war die Situation.

Am nächsten Tag schnappte ich mir Paul McKennas Buch und ging nach oben, um es zu lesen. Ich kann ehrlich sagen, dass sich an diesem Tag mein Leben verändert hat.

Inzwischen nehme ich Paul jede Nacht mit ins Bett! Ich bin die Geschäftsführerin eines Fitness-Studios, und an manchen Tagen gebe ich drei Aerobic-Kurse. Ich sprühe inzwischen vor Energie. Manchmal denke ich noch daran, dass ich früher noch nicht einmal in der Lage war, nach hinten zu greifen und mir meinen eigenen Hintern abzuwischen. Ich weiß, das klingt abstoßend, aber ich war wirklich so fett. In zwei Jahren hat sich mein Gewicht von 180 Kilo auf 64 Kilo reduziert, und ich bin immer noch jeden Tag begeistert, wie anders sich das Leben seitdem anfühlt. Ich bin auch sehr bemüht, anderen Menschen zu helfen und sie zu motivieren. Denn wenn ich es geschafft habe, können es auch alle anderen schaffen.

Maureen Edwards

Kapitel 3

Programmieren Sie Ihr Gehirn auf einen schlanken Körper

Verändern Sie Ihre Gewohnheiten

Ich weiß, dass Sie sich in der Vergangenheit schon oft bemüht haben, bewusster zu essen, aber so sehr Sie auch versuchten, Ihre Essgewohnheiten dauerhaft zu verändern, Sie sind immer wieder in die alten Muster zurückgefallen. Und wahrscheinlich haben Sie gedacht, dass es Ihre Schuld ist – wenn Sie nur einen stärkeren Willen hätten, dann würden Sie nicht so dick sein.

Ausgehend von neuesten wissenschaftlichen Forschungsergebnissen gibt es zu dieser Einstellung nur einen Kommentar: Unsinn!

Die Wahrheit ist, dass es fast unmöglich ist, eine Gewohnheit allein mit Willenskraft zu durchbrechen. Um etwas wirklich zu verändern, müssen Sie Ihr Gehirn neu programmieren. Mit den richtigen Programmen ist es einfach, das Richtige zu tun. Mit den falschen Programmen ist es jedoch nahezu unmöglich.

Im Laufe der Jahre habe ich vielen Menschen geholfen, lebenslanges Zwangsverhalten in nur wenigen Minuten zu überwinden. Selbst die härtesten Suchtkandidaten kommen durch wirksames Neu-Programmieren von ihrer Sucht los. Bevor Sie es jedoch nicht am eigenen Leibe erfahren haben, können Sie es sich vielleicht nicht so richtig vorstellen. Denn, so fragen Sie sich, wenn dauerhafte Veränderungen so schnell und so einfach geschehen können, warum ist es Ihnen dann bisher nicht gelungen, sich zu verändern?

Alles läuft auf eine einfache psychologische Regel hinaus:

> ***Ihre Vorstellungskraft ist sehr viel stärker als Ihr Wille.***

Ein konkretes Beispiel macht diesen Sachverhalt deutlich. Stellen Sie sich vor, auf dem Tisch vor Ihnen stünde ein Stück Schokoladenkuchen (oder Ihr Lieblingsdessert). Sagen Sie sich jetzt, mit all Ihrer Willenskraft, dass Sie den Kuchen (oder das Dessert) nicht essen werden. Stellen Sie sich als Nächstes vor, wie die Schokolade auf Ihrer Zunge zerschmilzt. Können Sie fühlen, dass Ihr Wille sofort schwächer wird?

Visualisieren Sie nun noch einmal den Schokoladenkuchen vor Ihnen auf dem Tisch. Stellen Sie sich vor, dass er mit Maden übersät ist – schleimigen, sich hin und her windenden Maden. Achten Sie auf den fauligen Geruch, der von den Maden (oder vom Kuchen?) ausgeht. Können Sie dem Kuchen jetzt leichter widerstehen?

An diesem Beispiel können Sie sehen und fühlen, wie stark die Vorstellungskraft ist. Mit ihrer Hilfe entscheiden Sie daher auch, was Sie essen wollen. Wenn Sie in einem Restaurant die Speisekarte lesen, stellen Sie sich die Gerichte geistig vor und entscheiden danach, was Sie bestellen. Deswegen geben sich die meisten Restaurants auch solche Mühe, ihre Speisen möglichst appetitanregend zu beschreiben. Was hätten Sie lieber: »Seezungenfilet, leicht gesotten, serviert in einer köstlichen Zitronensoße« oder einfach nur »toten Fisch«?

Der Fokus-Faktor

Nehmen Sie sich nun einen Moment Zeit und stellen Sie sich die Frage: Was möchte ich in Bezug auf meinen Körper erreichen?

Wenn es Ihnen wie den meisten Menschen geht, lautet Ihre Antwort: »Übergewicht verlieren« oder »meine Speckrollen an der Hüfte loswerden« oder »nicht so dick sein«.

Eine grundlegende psychologische Regel lautet: »Worauf Sie Ihre Aufmerksamkeit richten, das manifestiert sich in Ihrem Leben.« Bei jeder der oben aufgeführten Antworten richtet sich Ihre Aufmerksamkeit darauf, was Sie nicht möchten. Sie wollen kein Übergewicht haben, hassen Ihre Speckrollen und wären lieber schlank. Negative Aussagen verstärken das Selbstbild, das die Menschen von sich haben – nämlich dick und unansehnlich zu sein. Und diese Meinung über sich selbst erzeugt ein deprimierendes Gefühl der Hilf- und Hoffnungslosigkeit.

Wenn Sie jedoch stattdessen Ihre Aufmerksamkeit auf das konzentrieren, was Sie wollen – einen schlanken und gesunden Körper –, geben Sie Ihrem Unterbewussten den Auftrag, alles Mögliche zu tun, um diesem Ziel näher zu kommen. Indem Ihnen immer klarer wird, was Sie wirklich wollen, und Sie es sich auch immer lebendiger vorstellen können, trainieren Sie Ihren Geist und Ihren Körper darauf, dieses Bild Realität werden zu lassen.

Je genauer Sie Ihr Ziel formulieren, desto besser funktioniert das Ganze. Wenn Sie einfach nur sagen: »Ich wäre gerne schlanker«, versteht Ihr Gehirn darunter vielleicht, dass Sie ein Pfund loswerden wollen. Beschreiben Sie also das, was Sie wollen, so präzise wie möglich.

Zum Beispiel:

»Ich möchte in den nächsten vier Monaen 25 Kilo abnehmen.«

Oder:

»Ich möchte, dass mir Größe 38 passt.«

Oder meine persönliche Lieblingsaffirmation:

»Ich möchte nackt gut aussehen.«

Das Selbstbild als die sich selbst erfüllende Prophezeiung

Denken Sie daran: Alles, was Sie tun müssen, um Ihr Ziel zu erreichen, ist:

1. Essen, wenn Sie Hunger haben.
2. Das essen, was Sie wirklich essen wollen.
3. Bewusst essen und jeden Bissen genießen.
4. Aufhören, wenn Sie das Gefühl haben, satt zu sein.

Warum lohnt es sich dennoch weiterzulesen?

Weil die Techniken, die in diesem Buch beschrieben werden, Ihnen helfen, den ganzen Prozess des Abnehmens leichter zu durchlaufen und sich gleichzeitig bedeutend besser zu fühlen. Mit anderen Worten:

Wir sind nicht nur das, was wir essen,
sondern auch das, was wir denken.

In den 1960er Jahren war dem berühmten Schönheitschirurgen Maxwell Maltz an seinen Patienten aufgefallen, dass ihr Selbstwertgefühl und ihre Zuversicht nach einer Operation beträchtlich anstiegen. Dennoch gab es unter ihnen auch solche, bei denen die Operation scheinbar nichts bewirkt hatte. Nach intensiven Untersuchungen kam Dr. Maltz zu der Schlussfolgerung, dass die Patienten, die sich nach dem Eingriff nicht wohler fühlten, »Narben in ihrem Inneren« hatten. Sie hielten sich selbst für schlecht und unwürdig und betrachteten sich als hoffnungslosen Fall. Die Tatsache, dass sich ihr äußeres Erscheinungsbild geändert hatte, zeigte keinerlei Auswirkungen auf ihr Selbstwertgefühl. Sie hatten das, was er »ein verkümmertes Selbstbild« nannte.

Ihr Selbstbild zeigt, wie Sie sich selbst in Ihrer Vorstellung sehen und bewerten. Es ist eine Blaupause, die Ihr ganzes Wesen bestimmt und festlegt, wie motiviert, intelligent und zuversichtlich Sie sind und wie viel Gewicht Sie mit sich herumschleppen.

Unser Selbstbild hat deshalb so einen starken Einfluss auf unser Verhalten, weil es sich immer wieder selbst bestätigt. Jeder von uns kennt zum Beispiel Menschen, die nicht im klassischen Sinn schön sind, aber dennoch eine starke Attraktivität ausstrahlen. Weil sie sich selbst für attraktiv halten, stellen sie sich gut dar, kleiden sich so, dass ihre Vorzüge zur Geltung kommen, und haben keine Scheu, auf andere zuzugehen. Dieses Selbstvertrauen macht sie für andere anziehend, die positiv auf sie reagieren und damit ihr Selbstbild als attraktive Persönlichkeit bestärken.

In gleicher Weise gibt es viele Menschen, die sich selbst für unattraktiv halten und unbewusst alle Versuche sabotieren, attraktiv zu erscheinen. Und wenn Sie sich für unscheinbar halten, warum sollten Sie dann Zeit darauf verschwenden, sich attraktiv zu kleiden? Wenn Sie sich jedoch nicht die Mühe machen, anderen Ihre beste Seite zu zeigen, werden Sie unweigerlich auch als unattraktiv wahrgenommen.

In beiden Fällen funktioniert Ihr Selbstbild perfekt und »beweist« sich selbst als richtig, indem es Sie so handeln lässt, wie es Ihren Vorstellungen über sich selbst entspricht.

Fast jede Person mit Übergewicht glaubt von sich selbst, dass sie immer dick sein wird. Obwohl Sie vielleicht sagen, dass Sie gerne schlank wären, denken Sie, dass Schlanksein nichts mit Ihnen zu tun hat und für Sie unerreichbar ist.

Wie ändern Sie dieses Muster?

Indem Sie Ihre Aufmerksamkeit auf das lenken, was Sie WIRKLICH wollen. Ob es Ihnen gefällt oder nicht, Sie müssen damit anfangen, sich vorzustellen, dass Sie einen attraktiven Körper haben!

Stellen Sie sich vor, Sie wären schlank

Jüngste Forschungen in den USA und in Europa haben ergeben, dass Visualisierungstechniken die Fähigkeit zum Abnehmen erheblich steigern. Wenn Sie einfach davon ausgehen, dass Sie schlank sind und sich auf dem Weg zu Ihrem Idealgewicht befinden, dann senden Sie eine Mitteilung an Ihr Gehirn, die sich auf Ihr Energieniveau, Ihre Motivation und Ihren gesamten Stoffwechsel auswirkt. Diese Veränderungen führen zu körperlichen Empfindungen, die sich wiederum auf Ihre Gedanken und Gefühle auswirken, wodurch die Inhalte verstärkt werden, mit denen Sie Ihr Gehirn füttern. Es handelt sich also um ein positives Feedbacksystem. Und jedes Element dieses Systems fühlt sich gut an, während Sie immer mehr Gewicht verlieren.

Mit den beiden folgenden Übungen werde ich Ihnen zeigen, wie Sie visualisieren. Es handelt sich dabei um eine Fähigkeit, über die jeder bereits auf natürliche Weise verfügt. Damit Sie sehen können, dass dies auch bei Ihnen der Fall ist, beantworten Sie bitte die folgenden Fragen:

1. Wie sieht Ihre Haustür aus?
2. Welche Farbe hat sie?
3. Auf welcher Seite befindet sich der Türgriff?

Um diese Fragen beantworten zu können, müssen Sie visualisieren, das heißt sich Ihre Tür geistig vorstellen. Für 99 Prozent der Menschen ist dieses geistige Bild nicht so real wie die

Wirklichkeit – und das hat seinen guten Grund. Wer nämlich die Bilder in seinem Kopf nicht von der Welt um ihn herum unterscheiden kann, ist in argen Schwierigkeiten.

Ihr perfekter Körper

Dies ist eine einfache, aber wirkungsvolle Übung, mit der Sie Ihr Unterbewusstes dazu bringen können, Ihnen beim Abnehmen zu helfen und dafür zu sorgen, dass Sie nicht wieder zunehmen.

1. Halten Sie für einen Moment inne und stellen Sie sich vor, Sie schauten einen Film über sich selbst an, in dem Sie schlank, glücklich und zufrieden sind.

2. Stellen Sie sich vor, dass diese schlankere Version von Ihnen all das tut, was auch Sie jeden Tag tun, und alles mit spielerischer Leichtigkeit erledigt. Dieses neue Ich isst nicht mehr als notwendig, bewegt sich auf natürliche Weise und kümmert sich sofort um seine emotionalen Bedürfnisse.

- Wie spricht dieses andere Ich mit sich selbst?
- Wie klingt seine Stimme?
- Wie geht es mit sich selbst um?
- Wie bewegt es sich?

3. Wenn dieser Film noch nicht genau zeigt, wie Sie die Dinge gerne hätten, sollten Sie ihn in Ihrer Vorstellung

so lange verändern, bis Sie sich großartig fühlen. Folgen Sie einfach Ihrer Intuition.

4. Wenn Sie mit dem anderen Ich zufrieden sind, sollten Sie sich seine Sicht- und Verhaltensweisen zu Eigen machen.

5. Lassen Sie den Film nun laufen, und stellen Sie sich in alltäglichen Situationen vor. Betrachten Sie alles aus Ihrer neuen Perspektive. Wie fühlt sich diese Sichtweise an, und was erreichen Sie mit ihrer Hilfe? Warum funktioniert alles jetzt so viel besser?

Wiederholen, wiederholen, wiederholen

Denken Sie immer daran, dass Wiederholung der Schlüssel zum Erfolg ist. Wenn wir eine Handlung wiederholen, entsteht eine neurale Verbindung im Gehirn, die sich mit jeder Wiederholung verstärkt. Wenn Sie sich selbst als schlank und gesund vorstellen, senden Sie Signale an Ihr Unterbewusstes, sich wie eine schlanke Person zu fühlen und zu verhalten und wie eine solche Person zu essen. Während Ihr Körper leichter wird, nimmt Ihre Sensibilität zu, und Sie fühlen sich immer energiegeladener und lebendiger.

Wenn Sie diese Übung jeden Morgen machen, wird sie schnell zu einer gesunden Gewohnheit. Je öfter Sie die Übung machen, desto schneller werden Sie sich besser fühlen und

Ihre Selbstwahrnehmung positiv verändern. Jedes Mal kommen Sie damit Ihrem Idealgewicht einen Schritt näher.

Die Übung fokussiert Ihre Aufmerksamkeit auf Ihr Ziel, sodass Sie es leichter und schneller erreichen. Jedes Mal, wenn Sie die Dinge stehen lassen, die Sie nicht mehr essen wollen, und stattdessen das essen, was Ihnen wirklich schmeckt, werden Sie sich leichter und glücklicher fühlen. Sie wissen, dass Sie Ihrem Idealgewicht immer näher kommen.

Wenn Sie zusätzlich so oft wie möglich die beiliegende CD anhören, bekräftigen Sie damit jedes Mal aufs Neue die Fortschritte, die Sie machen.

Claire Singh
Ich habe 40 Kilo abgenommen!

Seit ich erwachsen bin, ist mein Gewicht immer ein großes Problem für mich gewesen. In der Vergangenheit habe ich alle erdenklichen Diäten ausprobiert. Letztes Jahr vor Weihnachten hatte ich meinen absoluten Tiefpunkt erreicht. Ich sah keinen Ausweg mehr aus dem Teufelskreis von essen und zunehmen und wusste nicht mehr, wie ich mit Essen umgehen sollte. Wenn mich jemand gefragt hätte, was ich heute gegessen habe, hätte ich es ihm ehrlich erzählt, aber es wäre nicht alles gewesen, denn ich aß, ohne zu denken. Ich habe einfach nicht mitbekommen, was ich alles in mich hineinstopfte. Ich aß, ob ich hungrig war oder nicht, und stellte mir überhaupt nicht diese Frage.

Dann schenkte mir meine Mutter zu Weihnachten eine Teilnahme an Pauls Workshop. Ich ging hin, denn ich hatte nichts zu verlieren. Ich werde jenen Tag niemals vergessen. Als ich auf dem Weg zurück nach Hause in der U-Bahn saß, fühlte ich mich total inspiriert. Es war alles ganz einfach und dennoch eine überwältigende Offenbarung, als wenn jemand mich aufgeweckt und gesagt hätte: »Hier sind die Antworten.« Es war auf einmal alles so offensichtlich: »Du brauchst nur diese einfachen Schritte zu befolgen …« Zum ersten Mal in meinem Leben machte ich mir Gedanken über das, was ich aß – und zwar vor und während des Essens.

Ich veränderte nicht nur meine Ernährungsweise, sondern fing auch an, ins Fitness-Studio zu gehen, wo mir Mike, mein persönlicher Trainer, sehr half. Die Körperübungen wurden

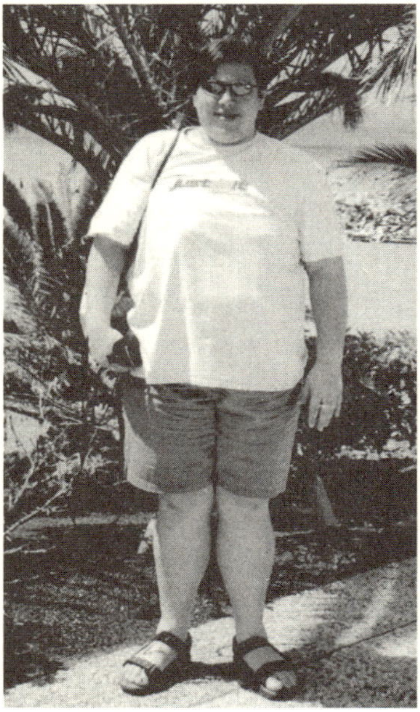
vorher

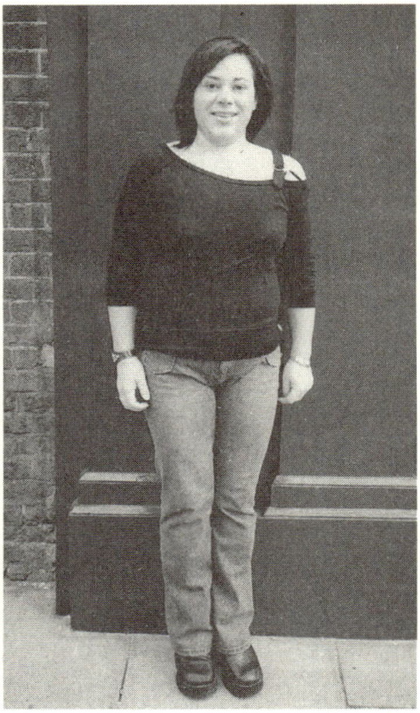
nachher

zu einem natürlichen Teil meines neuen Lebensstils, und immer, wenn ich auf die Waage stieg, fühlte ich mich ermutigt und motiviert.

Es brauchte ein wenig, bis ich davon überzeugt war, dass Pauls Methode bei mir funktionieren würde – sie schien zu einfach zu sein, und ich musste mir immer wieder vergegenwärtigen, dass alles kein Traum war. Es ist unglaublich, wie sehr sich mein Leben seitdem verändert hat. Meine Mutter und meine Freundinnen unterstützten mich von Anfang an. Es ist einfach großartig. Jetzt, mit 28, fang ich endlich an, das Leben zu leben, das ich schon immer leben wollte. Es hat sich in jedem Bereich verändert, und ich bin rundum zuversichtlich. Kleidung zu kaufen macht inzwischen großen Spaß und ist kein Alptraum mehr wie früher.

Ich führe ein aktives Leben und betrachte Essen aus einer völlig anderen Perspektive. Nahrung ist der Brennstoff für den Körper und keine Krücke, an die ich mich klammere. Seit ich an Pauls Workshop teilgenommen habe, esse ich viel weniger. Ich mache mir Gedanken über mein Essen und bin eher satt. Ich esse kein Junk-Food mehr und habe sogar meine Kochkünste verbessert! Ich fühle mich mit weniger Gewicht nicht nur viel besser, ich bin auch mehr mit meinem Körper in Kontakt. Mein Gesundheitszustand hat sich stark verbessert und ebenso meine Verdauung.

Ich werde immer dankbar dafür sein, wie positiv sich mein Leben verändert hat. Aber ich nehme meine »zweite Chance« nicht einfach als gegeben hin. Wenn ich Schwierigkeiten habe, greife ich zu Pauls CD und richte meine Aufmerksamkeit wieder auf das Wesentliche. Diese Erfahrung hat mein Leben für immer verändert. Es ist, als ob jemand gesagt hätte: »Hier ist der Schlüssel für den Rest deines Lebens …«

Claire Singh

Kapitel 4

Hören Sie auf, aus emotionalen Gründen zu essen

Wie Sie emotionalen Hunger erkennen

Wie bereits in Kapitel 1 erwähnt, liegt der hauptsächliche Grund für Übergewicht darin, dass die Menschen aus emotionalen Gründen essen. Und trotzdem wird in einem Buch nach dem anderen und in jeder Abmagerungskur versucht, das Problem dadurch anzugehen, dass man den Leuten vorschreibt, was sie essen sollten und was nicht. Das ist, als ob man einer Person, die ein gebrochenes Bein hat, dadurch helfen will, dass man ihr sagt, sie hätte nicht hinfallen sollen! Anstatt sich nach außen zu wenden und so genannte Diät-Experten zu fragen »Was soll ich essen?«, sollten Sie in sich hineinhören und sich fragen: »Warum essen ich das, was ich esse?«

Wenn sie anfangen, meine Methode anzuwenden, machen viele Menschen den Fehler, emotionalen Hunger mit körperlichem Hunger zu verwechseln. Wenn wir nicht gewohnt sind, unsere körperlichen Bedürfnisse wahrzunehmen, fühlen sich beide Arten von Hunger erstaunlich gleich an.

Deshalb sind hier ein paar Hinweise, damit Sie jederzeit klar zwischen den beiden Arten unterscheiden können:

1. Emotionaler Hunger überfällt Sie plötzlich in voller Stärke; körperlicher Hunger meldet sich allmählich und nimmt langsam zu.

Hatten Sie jemals ein plötzliches, verzweifeltes Verlangen nach Essen? Wenn Sie sich an eine solche Situation erinnern, werden Sie sehen, dass Sie in dem Moment, als Sie der »Hunger« überfiel, Probleme in Ihrem Kopf gewälzt haben. Um sich nicht damit auseinander setzen zu müssen, was sie gerade fühlen, lernen die Menschen, diese Gefühle unter einem Berg von Essen zu begraben.

Körperlicher Hunger hingegen steigt langsam an. Sie bemerken vielleicht, wie sich Ihr Magen leicht zusammenzieht oder sogar laut knurrt. Wenn Sie dann Ihren Hunger weiterhin ignorieren, fühlen Sie sich wahrscheinlich benommen, müde oder gereizt. Je früher Sie merken, dass Ihr Körper neues Brennmaterial braucht, desto einfacher können Sie zwischen diesen beiden Signalen unterscheiden.

2. Emotionaler Hunger kann im Gegensatz zu körperlichem Hunger nicht mit Essen gestillt werden

In einer interessanten Untersuchung der Universität von Hertfordshire kam Professor Ben Fletcher zu spektakulären Ergebnissen. Er brachte übergewichtigen Menschen bei, auf »Hungerattacken« damit zu antworten, dass sie nach draußen gingen und etwas in der Welt taten – zum Beispiel den Fernseher ausschalteten und einen Spaziergang machten, mit einem Freund oder einer Freundin sprachen oder ins Kino gingen. Auf diese Weise wurde ihr emotionaler Hunger gestillt, wodurch auch die emotionalen Signale, die der Körper ihnen sandte, nachließen. Wenn diese emotionalen Botschaften in den Hintergrund traten, war es für die Menschen nicht schwer, auf körperliche Gefühle wie Hunger und Sättigung zu hören und sich entsprechend zu verhalten.

Wenn Sie essen und essen und sich niemals satt fühlen, dann brauchen Sie gar kein Essen, sondern müssen Ihre Gefühle verändern. Wenn Sie nach guten Gefühlen (oder zumindest nach der zeitweiligen Überdeckung schlechter Gefühle) hungern, wird Sie nichts zufrieden stellen, so viel und so oft Sie auch essen. Dies ist ein weiteres Anzeichen, durch das sich emotionaler Hunger von körperlichem Hunger unterscheidet. Wenn Sie die Ursache für Ihren emotionalen Hunger herausfinden, kommt er nicht vier Stunden später schon wieder zurück!

Die Ursache von emotionalem Hunger

Wie auch immer er im Einzelnen aussehen mag, die Gefühle, die dem emotionalen Hunger zugrunde liegen, lassen sich alle auf ein Gefühl reduzieren. Dieses Grundgefühl schleppen viele Menschen schon ihr ganzes Leben mit sich herum: Selbsthass – sich hilflos, wertlos und ungeliebt zu fühlen.

Wie wir bereits wissen, sind Körper und Geist eng miteinander verknüpft. Neueste wissenschaftliche Untersuchungen haben ergeben, dass unsere Gedanken einen entscheidenden Einfluss auf unsere Gesundheit und unser Wohlergehen ausüben. Wir können durch unsere Vorstellungskraft nicht nur biologische Prozesse im Körper verändern, sondern in erster Linie auch unsere Stimmungen und Gefühle.

Ihr schärfster Kritiker

Mich erstaunt immer wieder, wie viele Menschen sich gleich zu Beginn eines neuen Tages selbst herunterputzen. Sie schauen am Morgen in den Spiegel und denken »fettes Gesicht, fette Arme, fette Oberschenkel, fetter Hintern« und gehen damit in den Tag und wundern sich, dass sie sich nicht gut fühlen.

In meinen Seminaren zur Gewichtsabnahme mache ich mit den Teilnehmern eine Übung, die ihnen hilft, diese vernichtende Selbstkritik zu stoppen, sodass sie anfangen können, sich selbst anzunehmen und wertzuschätzen. Ich bitte um einen Freiwilligen, der in den Spiegel schaut und seine innere Kritik laut den Anwesenden mitteilt. Einmal meldete sich eine hübsch aussehende Frau, die sich im Spiegel anschaute und sofort herausplatzte: »Alte, fette Kuh!«

Natürlich mussten alle lachen, weil sich alle mit ihr identifizieren konnten. Als ich sie fragte, was sie tun würde, wenn auf der Straße jemand dies zu ihr sagen würde, antwortete sie, dass sie der Person wahrscheinlich eine Ohrfeige verpassen würde. Ein anderer durfte so etwas also nicht zu ihr sagen, nur sie selbst beleidigte sich bereitwillig jedes Mal, wenn sie in den Spiegel schaute.

In der westlichen Kultur ist die folgende »goldene Regel« die wohl am weitesten verbreitete und akzeptierte Richtlinie für ein funktionierendes Zusammenleben: »Behandle andere so, wie du behandelt werden möchtest.« Mein Vorschlag für die »Platin-Regel« lautet:

Behandle dich selbst so,
wie andere dich behandeln sollen.

Wenn jemand anders uns so offen und gemein beleidigen dürfte, wie wir es selbst tun (»Ich bin so ein Vollidiot!«, »Ich bin völlig nutzlos«, »Ich mache nie etwas richtig« usw.), oder uns so gnadenlos bestrafen würde, wie wir uns bestrafen (»Ich kann nicht glauben, dass ich den ganzen Nachtisch gegessen habe! Ich werde jetzt so lange joggen, bis ich alles wieder abtrainiert habe«), dann würden wir uns massiv gegen eine solche Ungerechtigkeit wehren und aufs Schärfste dagegen protestieren, so gnadenlos behandelt zu werden.

Aber wenn wir uns erst einmal selbst auf diese Art und Weise behandeln, machen wir immer damit weiter – in erster Linie, weil wir niemals gelernt haben, dass wir nicht so mit uns umgehen müssen. Bevor wir erkennen, dass es gesunde Alternativen gibt und wir uns nicht länger zum Abnehmen antreiben müssen, indem wir auf uns selbst herumtrampeln, ist es unmöglich, unseren eigenen hohen Maßstäben und Anforderungen gerecht zu werden. Wenn Sie Ihren Hass auf sich selbst jedoch erst einmal erkannt haben, verliert er seine Macht über Sie, und Sie können sich direkt mit ihm auseinander setzen, anstatt ihn weiterhin mit Essen hinunterzuschlucken. Während Sie damit anfangen, sich selbst als fähige, liebenswürdige und wertvolle Person zu betrachten, werden

Sie anfangs weiterhin Anfälle von emotionalem Hunger verspüren.

Sie haben bestimmt schon die Erfahrung gemacht, dass Familienangehörige und Freunde Ihre Stärken und Ihren Wert auch dann sehen, wenn Sie es selbst nicht tun, weil Sie sich gerade deprimiert fühlen. Wir können diese Erfahrung dazu nutzen, einen Prozess in Gang zu setzen, durch den wir lernen, uns selbst zu lieben und wertzuschätzen. Hier ist nun eine Übung, mit der wir den Selbsthass überwinden können, den die meisten von uns ihr ganzes Leben lang mit sich herumschleppen.

Eine Person, die Sie liebt

Lesen Sie sich bitte alle Schritte zuerst einmal durch, bevor Sie mit der Übung anfangen.

1. Schließen Sie die Augen, und denken Sie an jemanden, der Sie liebt oder sehr schätzt. Erinnern Sie sich, wie diese Person aussieht, und stellen Sie sich vor, sie würde direkt vor Ihnen stehen.

2. Treten Sie vorsichtig aus Ihrem Körper heraus, und schlüpfen Sie in den Körper der Person, die Sie liebt. Sehen Sie mit ihren Augen, hören Sie mit ihren Ohren, und fühlen Sie die Liebe und die guten Gefühle, die sie hat, während Sie sich selbst anschauen. Nehmen Sie dabei ganz genau wahr, was diese Person an Ihnen liebt und schätzt. Erkennen und akzeptieren Sie nun diese

positiven Qualitäten, die Sie bisher vielleicht noch gar nicht an sich wahrgenommen haben.

3. Gleiten Sie nun in Ihren eigenen Körper zurück. Nehmen Sie sich einen Moment Zeit, und genießen Sie das wunderbare Gefühl, so geliebt und respektiert zu werden, wie Sie sind.

Sie können dieses Gefühl nun in sich bewahren und die Übung immer dann wiederholen, wenn Sie es auffrischen wollen. Je öfter Sie diese Übung machen, desto einfacher wird sie, und schließlich wird es für Sie ganz selbstverständlich werden, zu lieben und sich geliebt zu fühlen.

Der natürliche Aufbau Ihres Körpers

Wussten Sie, dass weniger als ein Prozent der Frauen das genetische Potenzial für die Figur eines Mannequins haben? Und dennoch verschwenden viele Frauen, die sich selbst für zu dick halten, ihre Zeit damit, sich mit ständig lächelnden, magersüchtigen Frauen zu vergleichen und sich dabei so schlecht zu fühlen, dass sie gleich etwas essen müssen, damit es ihnen wieder besser geht.

Unser Körper hat eine natürliche Anlage zu optimaler Gesundheit. Wir Menschen sind genetisch darauf programmiert, ungefähr 1,50 bis 1,80 Meter groß zu werden, und deshalb hören wir auch auf zu wachsen, wenn wir die Teenager-Jahre hinter uns lassen. Niemand wächst weiter, bis er fünf Meter groß ist – das wäre nicht natürlich und auch nicht gesund. Genauso haben wir auch eine angeborene Figur. Wenn wir zu stark von dieser vorgegebenen Form abweichen, dann liegt das daran, dass wir den natürlichen Aufbau unseres Körpers zu sehr durcheinander gebracht haben.

Oft erzählen mir Menschen, dass sie ihren Körper nicht ausstehen können und alles tun, was in ihrer Macht steht, um ihn einfach zu ignorieren. Sie erkennen nicht, wie wichtig es ist, worauf man seine Aufmerksamkeit richtet. Wenn Sie Ihr Aussehen verändern möchten, müssen Sie zuerst mit Ihrer natürlichen Körperform Frieden schließen. Je mehr Sie lernen, Ihren Körper so zu akzeptieren, wie er ist, desto müheloser wird er sich verändern.

Es geht dabei um Folgendes:

Sie müssen Ihren gegenwärtigen Körper akzeptieren,
damit Sie den Körper bekommen können,
den Sie sich wünschen.

Natürlich freuen Sie sich darauf, schlankere Oberschenkel und einen flacheren Bauch zu haben, aber es ist derselbe Körper, in dem Sie sich bereits befinden, der immer dünner und gesünder wird. Also können Sie sich auch gleich mit ihm anfreunden.

Appetitlosigkeit, Magersucht und Körperbildstörung

(Warnung: Alle Übungen, die in diesem Buch vorgestellt werden, können dazu beitragen, dass Sie sich besser fühlen und geeignete Maßnahmen ergreifen, um Ihr Leben auf positive Weise zu verändern. Wenn Sie jedoch den Verdacht oder die Gewissheit haben, dass Sie an einer ernsthaften Ess-Störung leiden, sollten Sie sich an einen Arzt oder Heilpraktiker wenden.)

Obwohl Menschen, die an Appetitlosigkeit oder Magersucht leiden, oft schmerzhaft dünn sind, reden sie sich selbst ein, dass sie übergewichtig sind, und beschimpfen sich, wenn sie vor dem Spiegel stehen.

Sie picken sich einen winzigen Aspekt heraus und lenken dann all ihren Selbsthass auf dieses Körperteil. Andere nehmen sich selbst völlig unrealistisch wahr, als stünden sie vor einem Zerrspiegel auf dem Rummelplatz, der einen dicker erscheinen lässt. Dieses gestörte Selbstbild, das auch als Körperbildstörung bezeichnet wird, hält die Menschen davon ab, genug zu essen und ihr Leben zu genießen. Es hat schreckliche gesundheitliche Konsequenzen und kann im schlimmsten Fall zum Tod führen.

Ich arbeitete im Fernsehen mit einer wunderschönen Frau zusammen, die sich nicht selbst im Spiegel betrachten konnte, ohne in Tränen auszubrechen. Sie versuchte jede Art von Therapie, aber keine hatte Erfolg. Mit Hilfe der Übungen, die ich Ihnen in diesem Buch vorstelle, konnte sie schließlich diese schreckliche Fehlwahrnehmung, an der sie schon ihr ganzes Leben lang litt, überwinden. Es dauerte keine Stunde, und sie konnte vertrauensvoll in den Spiegel schauen und erkennen, wie schön sie ist.

Während einer Sitzung bat ich sie, sich daran zu erinnern, wann sie das letzte Mal ein Kompliment bekommen hatte. So sehr sie sich auch bemühte, sie konnte sich nicht daran erinnern.

Da ihr Partner anwesend war, schlug ich vor, dass sie sich überlegte, wann er das letzte Mal etwas Nettes zu ihr gesagt hatte. »Darauf kann ich lange warten!«, sagte sie. Ihr Partner war erstaunt und ein wenig verletzt und antwortete: »Dabei sage ich die ganze Zeit über nette Dinge zu ihr.«

Bevor sie die Möglichkeit hatte, sich mit ihm zu streiten, sagte ich: »Ich glaube ihm!«

Unser Selbstbild wirkt wie ein Filter, der alles ausblendet, was nicht zu der Vorstellung passt, die wir von uns haben. Da sie so ein schlechtes Bild von sich selbst hatte, überhörte diese Frau wirklich, wenn jemand etwas Nettes zu ihr sagte, weil es nicht damit übereinstimmte, wie sie über sich selbst dachte.

Der bewegendste Moment ereignete sich am Schluss der Sitzung. Obwohl sie schon mehrere Jahre mit ihrem Partner zusammen war und sie ein gemeinsames Kind hatten, hatten sie niemals geheiratet, weil sie die Vorstellung nicht ertragen konnte, dass die Leute sie in ihrem Brautkleid anschauten und sahen, wie hässlich sie war.

Nachdem wir ihren Selbsthass vertrieben und sie sich selbst mit Liebe und Zuversicht erfüllt hatte, fragte ich sie, ob sie nicht jetzt endlich heiraten wolle. Sie blickte lächelnd ihren Partner an und sagte: »Vielleicht, wenn mir jemand einen Heiratsantrag macht.« Sie war endlich fähig, die Liebe anzunehmen, die er ihr in all den Jahren immer schon entgegengebracht hatte.

Der freundliche Spiegel

Jeder bekommt hin und wieder Lob und Komplimente. Manchmal handelt es sich dabei um ganz banale Sachen wie: »Hey, das hast du gut gemacht!« oder »Du siehst heute echt klasse aus.« Ein andermal hat es mehr Gewicht, wenn Sie zum Beispiel hören, wie sexy Sie sind, oder gefragt werden: »Weißt du, wie sehr dich die Menschen respektieren?«

Ernsthafte positive Äußerungen von anderen Menschen, die Sie bislang vielleicht überhört oder aus Ihrem damaligen Blickwinkel heraus nicht ernst genommen haben, können sehr wertvoll sein, um zu lernen, die eigenen Qualitäten mehr zu würdigen und das eigene Selbstwertgefühl zu steigern.

Die nächsten beiden Übungen werden Ihnen nicht nur helfen, Ihren emotionalen Hunger zu überwinden. Sie werden Ihnen auch dabei helfen, sich gut zu fühlen, wenn Sie in den Spiegel schauen. Lesen Sie sich jede Übung zuerst mehrmals ganz durch, sodass Sie mit den einzelnen Schritten vertraut werden.

Der freundliche Spiegel – Teil 1

Lesen Sie sich die einzelnen Schritte zuerst ganz durch, bevor Sie mit der Übung beginnen.

1. Stellen Sie sich mit geschlossenen Augen vor Ihren Spiegel und erinnern Sie sich daran, dass jemand, den Sie respektieren oder dem Sie vertrauen, Ihnen ein Kompliment gemacht hat. Es kommt nicht darauf an, ob Sie das Kompliment damals auch geglaubt haben; es ist nur wichtig, dass Sie fühlen können, dass die Person es mit dem Kompliment ernst gemeint hat. Lassen Sie diese Erfahrung auf sich wirken.

2. Während Sie sich an das Kompliment erinnern und die Ernsthaftigkeit der Person spüren, die es zu Ihnen gesagt hat, sollten Sie Ihre ganze Aufmerksamkeit auf die positiven Gefühle richten, die Sie in Bezug auf diese Person empfinden.

3. Wenn Sie das Vertrauen und die Wertschätzung, die Sie dieser Person entgegenbringen, klar und deutlich fühlen können, dann öffnen Sie bitte Ihre Augen. Schauen Sie in den Spiegel, und sehen Sie das, was diese Person in Ihnen gesehen hat, und achten Sie darauf, wie sich dies anfühlt.

4. Stellen Sie sich zum Schluss vor, dass Sie auf dieser Grundlage ein neues Bild von sich entwerfen. Schließen Sie dieses Bild tief in Ihr Herz, sodass Sie es sich immer anschauen können, wenn Sie sich daran erinnern wollen, wie gut Sie sich fühlen können.

Wenn Sie mit dem ersten Teil der Übung vertraut sind, können Sie zum zweiten Teil übergehen.

Der freundliche Spiegel – Teil 2

Lesen Sie sich die einzelnen Schritte zuerst ganz durch, bevor Sie mit der Übung anfangen.

1. Schauen Sie Ihren Körper jeden Tag mindestens eine Minute lang im Spiegel an. Am besten wäre es, wenn Sie dies ohne Kleidung tun würden, aber wenn Sie sich unwohl dabei fühlen, können Sie auch etwas tragen, das Ihre Körperform nicht verdeckt.

2. Achten Sie darauf, welche Gedanken in Ihr Bewusstsein treten, von »Das ist ja albern« bis zu »Mein Gott, wie ich meine Oberschenkel hasse« und »Hmmm … gar nicht so übel, was ich da sehe!«

3. Senden Sie der Person im Spiegel Liebe, Bestätigung und positive Energie. Lassen Sie sie wissen, dass Sie auf ihrer Seite sind und dass Ihre Liebe zu ihr nicht vom Umfang ihrer Oberschenkel abhängt.

Denken Sie daran, diese Übungen täglich zu wiederholen, und seien Sie nicht überrascht, wenn sich schnell positive Veränderungen einstellen. Für viele Menschen hat der Übergang vom Selbsthass zu einem liebevollen Selbstbild bereits lebensverändernde Auswirkungen.

Wenn Sie sich aktiv um Ihre emotionalen Bedürfnisse kümmern, werden Sie spüren, wie Ihr emotionaler Hunger immer mehr abnimmt. Und während er das tut, wird es Ihnen immer leichter fallen, nur noch dann zu essen, wenn Sie wirklich hungrig sind. Sie werden mehr Selbstvertrauen und Ausstrahlung haben. Tag für Tag werden Sie wie selbstverständlich Dinge tun, von denen Sie bislang nur geträumt haben.

Kapitel 5

Die Wahrheit über Fitnesstraining

Der Mythos des Stoffwechsels

»Ich habe Pauls Methode benutzt, um mich fit für einen 5000-Meter-Lauf zu machen. Mein Übergewicht verschwand fast mühelos.«

Kathy Trevelyan, Reiseleiterin

Ihr Stoffwechsel ist die Umsetzung von Stoffen (z. B. Nahrung) in Ihrem Körper. Je schneller Ihr Stoffwechsel abläuft, desto schneller bewältigt der Körper seine Aufgaben – vom Aufrechterhalten der Körpertemperatur bis zum Wachsen der Fingernägel. Und in Bezug auf unser Thema bewirkt ein schneller Stoffwechsel, dass schneller überschüssiges Fett abgebaut wird – egal, ob es von einer herzhaften Fleischplatte oder von Ihrer Hüfte, Ihren Oberschenkeln oder Ihrem Bauch stammt.

Die Geschwindigkeit, mit der Ihr Stoffwechsel gegenwärtig abläuft, nennt sich »basale Stoffwechselrate«. Sie bestimmt, wie viele Kalorien Ihr Körper am Tag verbrennt.

Der Mythos des Stoffwechsels ist einer der großen Irrtümer, die es im Zusammenhang mit dem Abnehmen gibt. Er lautet wie folgt:

Manche Menschen nehmen leichter ab als andere, weil sie – genetisch bedingt – eine höhere basale Stoffwechselrate haben.

Sie haben den Mythos wahrscheinlich eher in dieser Version gehört:

> *Ich kann nicht abnehmen,*
> *weil mein Stoffwechsel zu langsam ist.*

Dabei ist es erwiesen, dass die Geschwindigkeit Ihres Stoffwechsels nicht festgelegt ist. Sie kann und wird im Laufe Ihres Lebens schwanken, und zwar in Reaktion auf das, was Sie essen und wie Sie mit Ihrem Körper umgehen. Ich werde Ihnen in diesem Kapitel nicht nur zeigen, wie Sie Ihren Kreislauf ankurbeln können, sondern auch, wie Sie ihn so »aufladen«, dass sich Ihre basale Stoffwechselrate erhöht und Sie dadurch im Laufe des Tages – und selbst wenn Sie schlafen – mehr Fett und Kalorien verbrennen.

Kann man seinen Stoffwechsel nicht einfach durch die Ernährung beeinflussen?

Es gibt nicht viele Dinge im Leben, die absolut sicher sind, aber was ich Ihnen jetzt sage, ist eine unumstößliche Tatsache:

> *Wenn Sie weiterhin ständig Diäten machen,*
> *werden Sie zunehmen und Ihr Übergewicht*
> *Ihr ganzes Leben lang behalten.*

Ich weiß, dass ich mit dieser Aussage eine Kontroverse auslöse, aber wenn wir uns den Stoffwechsel einmal genauer anschauen, werden Sie schnell feststellen, dass Sie einfach nur damit aufhören müssen, eine Diät nach der anderen auszuprobieren.

Erinnern Sie sich an den folgenden Zusammenhang: Wenn Sie Ihren Körper aushungern, schaltet er auf den Überlebensmodus um und beginnt, Fett zu speichern. Ihr Stoffwechsel wird sich dadurch verlangsamen, und Sie fühlen sich schlapp und träge und haben überhaupt kein Interesse an Bewegung oder körperlicher Aktivität. Dies hat folgenden Grund: Wenn Sie nicht mehr genug essen, kompensiert Ihr Körper die mangelnde Nahrungsaufnahme dadurch, das er den Stoffwechsel zurückfährt. Um Energie zu sparen, verlangsamt er alle Energiesysteme auf ein Minimum und entzieht ihnen alles, was er in Fett (gespeicherte Energie) umwandeln kann.

Wenn Sie im Gegensatz dazu immer dann essen, wenn Sie Hunger haben, lernt Ihr Körper, dass Sie ihm genug Brennmaterial liefern. Dadurch wird Ihr Stoffwechsel so angekurbelt, dass seine Energie schnell und wirksam eingesetzt werden kann. Weil Ihr Körper weiß, dass genügend Kraftstoff nachgeliefert wird, wenn es nötig ist, legt er keine zusätzlichen Fettreserven an. Sie werden dadurch nicht nur schlank, sondern sind auch voller Energie.

Alltägliches Fitnesstraining

Normalerweise werden Ihnen Fitnessübungen empfohlen, um Ihre basale Stoffwechselrate anzuheben. Aber bevor Sie jetzt bestürzt Ihre Hände über dem Kopf zusammenschlagen, sollten Sie sich klarmachen, dass sich »Fitnessübungen« wie folgt definieren lassen:

> *Alles, was dazu führt, dass sich Ihr Herzschlag erhöht und Sie tiefer atmen als gewohnt.*

Können Sie sich vorstellen, wie Sie es auf genussvolle Art schaffen, dass Ihr Herz schneller schlägt und Sie tiefer atmen, als Sie es normalerweise tun?

Wenn ja, dann sind Sie dabei, das Ankurbeln Ihres Stoffwechsels zu einem einfachen und vergnüglichen Teil Ihres Lebens zu machen.

Wenn ich andere Menschen frage, was sie sich unter Fitnessübungen vorstellen, dann denken die meisten an Laufbänder oder Gewichte stemmen. Ich muss lachen, wenn mir die Teilnehmer meiner Seminare erzählen, dass sie sich niemals bewegen. »Stehen Sie denn am Morgen nicht aus dem Bett auf?«, frage ich sie dann. »Laufen Sie nie in Ihrer Wohnung herum? Verlassen Sie niemals Ihr Haus? Werden Sie von jemandem getragen, oder gehen Sie mit Ihren eigenen Füßen?«

Tatsache ist, dass Sie jeden Tag die ganze Zeit über »Fitnesstraining« machen. Und zwar ganz einfach, indem Sie sich bewegen. Sie können Ihren Stoffwechsel zusätzlich dadurch anregen (und damit die Geschwindigkeit erhöhen, mit der Ihr Körper Fett und Kalorien verbrennt), dass Sie sich einfach noch mehr bewegen, als Sie es jetzt schon tun.

Einfache Schritte zum Erfolg

Unser Körper besteht aus Muskeln, die dafür da sind, dass sie auch benutzt werden. Da viele Menschen heutzutage jedoch am Schreibtisch arbeiten und mit dem Auto, dem Bus oder dem Zug fahren, gebrauchen wir unsere Muskeln nicht mehr so stark, wie unsere Vorfahren es getan haben. Wir haben zwar ihre gesunden Gene für körperliches Wohlbefinden und einen fettverbrennenden Stoffwechsel geerbt, aber wir sind es nicht mehr gewohnt, sie auch so oft wie möglich zu benutzen.

In einer Untersuchung entdeckte der Forscher und Autor Dr. James Hill, dass eine Frau im Alter zwischen 18 und 50 Jahren pro Tag nur durchschnittlich rund 5000 Schritte zurücklegt. (Männer im Durchschnitt 6000.) Das Spannendste an der Studie ist jedoch, dass Menschen mit Übergewicht 1500 bis 2000 Schritte pro Tag weniger machen als Menschen mit normalem Gewicht.

Denken Sie einen Moment lang darüber nach: Nur 2000 zusätzliche Schritte können dafür verantwortlich sein, dass jemand schlank ist oder Übergewicht hat! Es handelt sich dabei um die Strecke eines Spaziergangs um vier Häuserblocks. Je mehr Schritte Sie machen, desto mehr Kalorien verbrauchen Sie. Die erhöhte Geschwindigkeit Ihres Stoffwechsels, die durch Ihre Extra-Schritte zustande kommt, verbrennt sogar dann noch Fett, wenn Sie sich ausruhen oder schlafen.

Viele Ärzte empfehlen, am Tag mindestens 10 000 Schritte zu tun, aber ich kenne Menschen, die durch ihren Gewichtsverlust so beflügelt sind, dass sie am Tag locker 20 000 Schritte schaffen.

Wenn Sie gerne für sich herausfinden möchten, wie viele Schritte Sie pro Tag zurücklegen, sollten Sie sich einen einfachen Pedometer (Schrittzähler) kaufen, der nicht viel kostet und den es in den meisten Sportgeschäften gibt. Bringen Sie ihn einfach an Ihrer Kleidung an, wenn Sie morgens aufstehen, und stellen Sie fest, wie viele Schritte Sie durchschnittlich am Tag machen. Nehmen Sie sich vor, Ihre Schritte um 2000 pro Woche zu erhöhen, bis Sie eine Anzahl erreicht haben, die Sie bequem aufrechterhalten können.

Ist das wirklich schon alles?

Der größte Mythos, der gegenwärtig in der Fitness-Szene kursiert, lautet: »Ohne Schweiß, kein Preis.« Die Wahrheit ist, dass etwas nicht mit Quälerei verbunden sein muss, um Wirkung zu haben. Die richtige Maxime lautet daher: »Ohne Fleiß, kein Preis.« Sich anzustrengen muss nicht wehtun. Schmerzen sind schlecht, und wenn Sie während Ihrer Übungen Schmerzen haben, sollten Sie sofort aufhören. Es ist wirklich so einfach. Wenn Sie regelmäßig etwas für Ihre Bewegung tun wollen, müssen Sie darauf achten, dass Ihnen die Bewegung Spaß macht und Sie sich auch hinterher noch wohl fühlen.

Es gibt noch einen zusätzlichen Vorteil, den viel körperliche Bewegung mit sich bringt. Untersuchungen haben ergeben, dass Menschen, die sich regelmäßig bewegen, nicht nur Gewicht verlieren, sondern sich auch viel besser fühlen. Der Grund dafür ist, dass körperliche Bewegung einen Stoff freisetzt, der wie kein anderer Stress abbaut und verhindert: Ihre körpereigenen Endorphine.

Das Ganze funktioniert folgendermaßen: Ihr Körper unterscheidet nicht zwischen einer emotionalen und einer körperlichen Bedrohung. Sobald Sie sich nur Gedanken darüber machen, dass etwas Schlimmes passieren könnte, fängt der Körper an, sich auf den Kampf oder die Flucht vorzubereiten. Aber oftmals gibt es nichts, wogegen man kämpfen, und auch keinen Ort, an dem man Zuflucht nehmen könnte. Der Körper wird in Alarmbereitschaft versetzt, hat aber keine Möglichkeit, seine Anspannung auch wieder abzubauen.

Jedes Mal, wenn Sie sich bewegen, helfen Sie Ihrem Körper, aufgestauten Stress loszuwerden. Er fühlt sich dadurch ausgeglichener, entspannter und gesünder. Regelmäßige Bewegung stärkt auch den natürlichen Impuls des Körpers, sich auszuruhen und zu genesen – auch »parasympathische Reaktion« genannt.

Die parasympathische Reaktion ist das angenehme Gefühl in Ihren Muskeln, wenn Sie eine schwere Arbeit getan oder sich stark bewegt haben. Durch die Freisetzung der Endorphine, der natürlichen Opiate des Körpers, fühlen Sie sich auf natürliche Weise gut. Dies wiederum hat positive Auswirkungen auf Ihre Stimmung. Es macht Sie emotional klarer und stärkt die natürlichen Körperfunktionen, wodurch Sie sich besser konzentrieren und entspannen können und besser schlafen werden.

Jedes Mal, wenn Sie das Gefühl haben, nicht voll in Ihrer Kraft zu sein, können Sie sich einen schnellen, positiven Energieschub geben, indem Sie sich einfach zehn bis 15 Minuten anregend bewegen. Und es kann sich dabei wirklich um jede Art von Bewegung handeln (einschließlich Spazierengehen), die Ihren Puls erhöht und Sie tiefer atmen lässt, als Sie es gegenwärtig tun.

Den inneren Athleten aktivieren

Körperliche Bewegung hilft Ihnen, Muskeln aufzubauen, Gewicht zu verlieren und sich großartig zu fühlen. Sie trägt zu einer reineren Haut, zu größerer geistiger Klarheit, zu besseren sportlichen Leistungen und mehr Lust beim Sex bei. Es hat sich außerdem gezeigt, dass bestimmte Hormone, die während der körperlichen Bewegung freigesetzt werden, den Alterungsprozess verlangsamen oder sogar umkehren können.

Wenn Sie sich all diese Vorteile anschauen, warum bewegen Sie sich dann nicht schon längst viel mehr?

Nun, wahrscheinlich liegt es daran, dass Sie sich unter körperlicher Bewegung immer vorgestellt haben, in einem Fitness-Studio zu schwitzen, von besessenen Aerobic-Lehrern angeschrien zu werden oder in einen wandgroßen Spiegel zu schauen, umgeben von Menschen, die viel besser aussehen als Sie selbst, sodass Sie am liebsten nach Hause gehen und Ihre letzte Mahlzeit wieder von sich geben würden.

Vereinfacht gesagt: Wenn Sie sich nicht freiwillig von Ihren negativen Vorstellungen über Fitness trennen und eine positive Einstellung dazu gewinnen, werden Sie sich weiterhin einreden, Sie sollten sich mehr bewegen, und sich dann dafür fertig machen, dass Sie nicht auf sich hören.

Während ich Sie durch die nächste Übung führe, werde ich die Vorstellung, sich zu bewegen, viel attraktiver für Sie machen. Wir werden uns dabei die psychologische Kraft des lebhaften Visualisierens und der einfachen Assoziation zunutze machen, um einen Zustand zu schaffen, in dem Sie stark motiviert sind, sich körperlich zu bewegen, und in den Sie sich jederzeit versetzen können.

Alles, was Sie brauchen, ist ein Auslöser oder Anker, der Sie mit dem Zustand, sich großartig zu fühlen, in Berührung bringt. Mein persönlicher Anker besteht darin, dass ich den Daumen und Mittelfinger einer Hand zusammendrücke. Sie können den gleichen Anker wählen oder andere Finger benutzen, wie Sie möchten. Die Übung ist leicht und unauffällig, und Sie können sie überall anwenden.

Das Ganze funktioniert folgendermaßen:

Motivationsschub – Teil 1

Wir werden uns jetzt gleich an eine Zeit erinnern, als Sie sich total motiviert gefühlt oder etwas getan haben, was Sie WIRKLICH befriedigte. Dann schaffen wir eine Verbindung zwischen diesen Gefühlen und dem Zusammendrücken Ihrer Finger, indem wir beides mehrmals wiederholen.

Lesen Sie sich bitte diese Übung zuerst ganz durch, bevor Sie mit dem ersten Schritt anfangen.

1. Wie hoch schätzen Sie Ihre Motivation zu Fitnessübungen auf einer Skala von 1 bis 10 ein? 1 ist sehr schwach, und 10 ist sehr stark.

2. Denken Sie an etwas, das Sie gerne tun. Es kann sich dabei um etwas handeln, für das Sie eine besondere Leidenschaft haben – wie zum Beispiel Ihr liebstes Hobby oder Ihr liebster Zeitvertreib, ein politisches Anliegen, mit dem geliebten Partner zusammen zu sein oder Zeit mit Ihrer Familie zu verbringen.
Wenn Ihnen in dieser Richtung nicht sofort etwas einfällt, stellen Sie sich vor, Sie hätten den Jackpot beim Lotto geknackt – wie motiviert würden Sie sein, sich den Scheck abzuholen? Oder wie motiviert würden Sie sein, das Leben Ihres besten Freundes oder Ihrer besten Freundin zu retten? Oder die attraktivste Person der Welt bittet Sie, mit Ihr auszugehen – wie motiviert würden Sie sein, »ja« zu sagen?

3. Was auch immer Sie im Augenblick am meisten motiviert – stellen Sie sich die Szene so vor, als würde sie jetzt tatsächlich vor Ihren Augen stattfinden. Sehen Sie erneut, was Sie dann sehen würden; hören Sie, was Sie hören würden, und fühlen Sie genau, wie es sich anfühlt, motiviert zu sein.
Betrachten Sie nun die Einzelheiten der Szene. Machen Sie die Farben heller und kräftiger, die Klänge und Geräusche lauter, und intensivieren Sie die Gefühle. Drücken Sie Finger und Daumen zusammen, wenn Sie die Gefühle am stärksten spüren.

4. Schauen Sie sich diesen Film vor Ihrem geistigen Auge bis zum Schluss an. Spulen Sie ihn erneut ab, sobald er vorbei ist. Fühlen Sie die ganze Zeit über Ihre Motivation, und drücken Sie dabei Ihre Finger zusammen. Sehen Sie, was Sie sahen; hören Sie, was Sie hörten, und fühlen Sie, wie motiviert Sie sind.

5. STOPP! Entspannen Sie nun Ihre Finger, und bewegen Sie sich ein wenig.

Sind Sie bereit, Ihren Motivations-Auslöser zu testen? Drücken Sie Finger und Daumen zusammen, und erleben Sie das gute Gefühl erneut. Es ist nicht schlimm, wenn Sie es nicht mehr so intensiv spüren können. Jedes Mal, wenn Sie diese Übung machen, können Sie Ihre Motivation verstärken.

Motivationsschub – Teil 2

Lesen Sie sich bitte auch diese Übung zuerst ganz durch, bevor Sie mit dem ersten Schritt anfangen.

1. Nun ist es an der Zeit, eine Verbindung zwischen Motivation und körperlicher Bewegung herzustellen. Drücken Sie Daumen und Finger zusammen, und erinnern Sie sich daran, wie es sich anfühlt, hoch motiviert zu sein. Stellen Sie sich nun vor, wie Sie sich leicht und mühelos den ganzen Tag lang bewegen. Stellen Sie sich vor, dass alles perfekt läuft und genauso geschieht, wie Sie es sich wünschen. Es ergeben sich immer mehr Möglichkeiten, sich auf angenehme und lustvolle Weise zu bewegen. Sehen Sie, was Sie sehen werden; hören Sie, was Sie hören werden, und fühlen Sie, wie gut es sich anfühlt. Wenn Sie damit fertig sind, wiederholen Sie das Ganze noch einmal. Drücken Sie dabei weiterhin Daumen und Finger zusammen, sodass Sie die ganze Zeit über Motivation und körperliche Bewegung fühlbar miteinander verknüpfen.

2. Wie motiviert zu Fitnessübungen fühlen Sie sich nun auf einer Skala von 1 bis 10? Je höher die Zahl, desto leichter wird es Ihnen fallen, körperliche Bewegung in Ihren Tagesablauf zu integrieren. Je niedriger die Zahl ist, desto öfter sollten Sie die vorangehende Übung wiederholen. Zur Unterstützung können Sie sich auch die beiliegende CD anhören. Je häufiger Sie die CD hören, desto motivierter werden Sie sein, sich zu bewegen.

So sehr Sie sich auch verändern wollen, es ist wichtig, sich vor Augen zu führen, dass Sie immer nur einen Schritt vor den anderen setzen können. Sie brauchen nicht gleich mit einem kompletten Programm von Fitnessübungen anfangen (es sei denn, Sie wünschen sich eine schönere Haut, einen ausgeglicheneren Gefühlshaushalt und besseren Sex), aber Sie sollten Ihren Körper auf jeden Fall genug bewegen. Bewegen Sie sich so oft Sie nur können. Nehmen Sie die Treppe, anstatt den Fahrstuhl zu benutzen. Parken Sie weiter weg vom Büro, und laufen Sie 2000 Extra-Schritte bis zu Ihrem Arbeitsplatz. Bewegen Sie sich! Tanzen Sie! Treiben Sie Sport! Haben Sie Spaß! Sie haben nur einen Körper, also können Sie ihn auch genießen!

Gillian Todd Hunter
Ich habe 15 Kilo abgenommen!

Im Jahr 1999 war mein Gewicht auf über 70 Kilo angestiegen. Ich fühlte mich lethargisch, konnte mich nur schlecht konzentrieren, und mein Körperumfang führte dazu, dass ich mein Selbstwertgefühl verlor. Es musste etwas geschehen. Nachdem ich erfolglos mehrere Abmagerungskuren gemacht hatte, probierte ich die strengen Vorgaben von Weight Watchers. Ich nahm zwar zunächst so viel ab, wie ich wollte, aber da ich weiterhin immer nur ans Essen dachte, nahm ich schnell wieder zu und wog bald mit 78 Kilo so viel wie niemals zuvor.

Ich kaufte mir Paul McKennas Buch und fing an zu lesen. Es dauerte nicht lange, und ich entwickelte genug Willenskraft, um meine Haltung gegenüber dem Essen und meinem eigenen Körper zu verändern. Es gab Übungen, die ich machen konnte und die mir einen ganz anderen Blick auf die Thematik des Abnehmens und Schlankbleibens eröffneten. Durch sie lernte ich, beim Essen auf die Signale meines Körpers zu achten und aufzuhören, wenn ich satt war. Mein Übergewicht verschwand sehr schnell, und bald schon hatte ich mein Idealgewicht von 63 Kilo erreicht. Aber was viel wichtiger war – ich nahm nicht wieder zu!

Inzwischen sind vier Jahre vergangen, und ich wiege immer noch 63 Kilo. Ich brauche mir nicht länger Gedanken über mein Gewicht und übers Essen zu machen. Ich habe in den letzten vier Jahren gelernt, wie einfach es ist, alte Essgewohnheiten abzulegen. Heute bin ich Vegetarierin und habe durch mein Abnehmen so viel Vertrauen in mich und meine

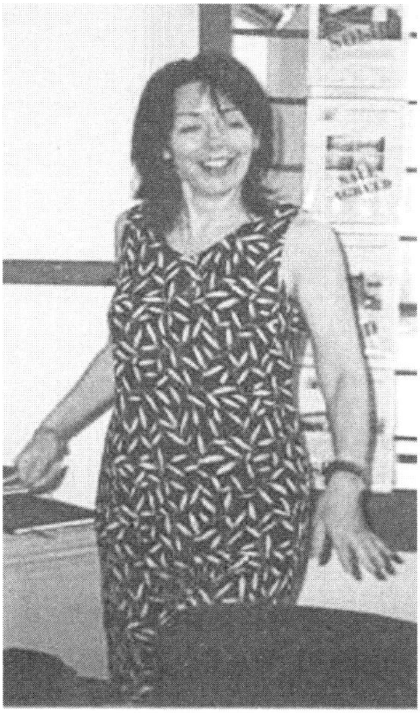

vorher

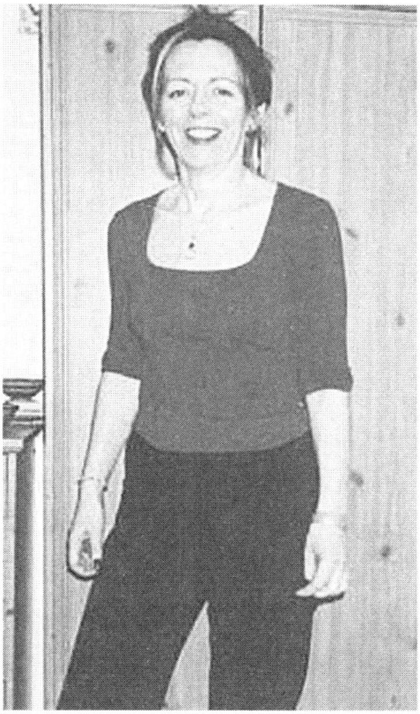

nachher

Kraft gewonnen, dass ich den Arbeitsplatz gewechselt habe und mich viel mehr körperlich bewege. Das Vertrauen, das dadurch entstanden ist, dass ich mir keine Sorgen mehr um meine Figur machen muss, hat mir geholfen, eine positive Lebenseinstellung zu gewinnen.

Gillian Todd Hunter

Kapitel 6

Ess-Sucht-Killer

Wie Sie Ihre Ess-Sucht in den Griff bekommen

»Pauls Methode hat mich verändert. Seit ich sie befolge, habe ich keine Schokolade mehr gegessen.«

Elaine Hopkins, Verwaltungsangestellte

Wenn Sie jemals esssüchtig gewesen sind, dann wissen Sie, dass Ihr Verlangen nach Essen sofort gestillt werden will. Meistens geht es dabei um ein bestimmtes Nahrungsmittel, wie zum Beispiel Schokolade, Pizza oder Käsekuchen. In diesem Zusammenhang sollten Sie eins wissen:

Jedes Verlangen und jede Sucht ist ein erlerntes Verhalten.

Sie sind also nicht mit dieser Sucht geboren worden, und was Sie gelernt haben, können Sie auch wieder verlernen, oftmals schon in kürzester Zeit.

In diesem Kapitel gibt es zwei Übungen. Wenn Sie oft ein heftiges Verlangen nach Essen haben, werde ich Ihnen zeigen, wie Sie auf erstaunlich einfache Weise in weniger als zwei Minuten Ihr Verlangen reduzieren oder sogar ganz ausschalten können. Wenn Sie Ihr Gehirn neu programmieren wollen, um sich für immer vom Heißhunger zu befreien, können Sie die erste Übung auch überspringen und direkt zur zweiten gehen.

Ess-Sucht-Killer Nummer 1
Wie Sie Ihr inneres Schlanksein aktivieren

»Es ist erstaunlich. Ich kann ehrlich sagen, dass ich keine Schokolade gegessen habe, seit ich Pauls Methode anwende. Vorher habe ich am Tag zehn Tafeln gegessen.«

Gill Mitchell, Sozialarbeiterin

Diese außergewöhnliche Methode wurde von Dr. Roger Callahan entwickelt, Autor des Buches *Der unwiderstehliche Drang: Süchte – und was Sie dagegen tun können*. Wenn Sie gerade das starke Verlangen nach einem bestimmten Nahrungsmittel haben und es sofort loswerden wollen, brauchen Sie nur meinen Anweisungen genau zu folgen, und Ihr Verlangen wird verschwinden. Die Methode mag zuerst ein wenig seltsam anmuten, aber sie funktioniert. Während Sie die nachfolgende Übung machen und Ihr Verlangen reduzieren, müssen Sie sich nur ein paar Minuten lang wirklich konzentrieren können und unablässig an das Essen denken, nach dem es Sie gelüstet.

Zu dieser Übung gehört, dass wir bestimmte Akupunkturpunkte unseres Körpers stimulieren. Jedes Verlangen ist wie ein Computerprogramm in Ihrem Gehirn gespeichert. Indem

Sie sich das Essen vorstellen, auf das Sie Heißhunger haben, und dabei gleichzeitig auf jeden dieser Akupunkturpunkte drücken, und zwar genau in der Reihenfolge, die ich Ihnen beschreiben werde, stellen Sie die Software Ihres Gehirns so ein, dass das Verlangen nicht mehr abgerufen wird und nicht länger Ihr Leben beeinflussen kann.

Ess-Sucht-Killer Nummer 1

Lesen Sie sich bitte zuerst alle Schritte durch, bevor Sie mit der Übung beginnen.

1. Konzentrieren Sie sich auf das Essen, auf das Sie im Moment Heißhunger haben. Schätzen Sie Ihr Verlangen auf einer Skala von 1 bis 10 ein. 1 bedeutet geringes und 10 bedeutet sehr starkes Verlangen. Es ist sehr wichtig, diese Einschätzung zu treffen, weil wir damit hinterher herausfinden werden, wie stark sich das Verlangen reduziert hat.

Wie stark ist also Ihr Verlangen auf einer Skala von 1 bis 10?

2. Denken Sie nun intensiv an das Essen, nach dem es Sie gelüstet. Klopfen Sie sich währenddessen mit zwei Fingern zehnmal fest auf die Stelle direkt über Ihrem Auge.

3. Klopfen Sie nun (immer zehnmal) auf die Stelle unterhalb des Auges.

4. Klopfen Sie auf die Stelle unterhalb des Schlüsselbeins.

5. Denken Sie weiterhin an das Essen, nach dem es Sie verlangt, und klopfen Sie in der Achselhöhle.

6. Halten Sie nun die andere Hand vor Ihr Gesicht und klopfen Sie auf ihrer Rückseite zwischen den Knöcheln Ihres Ringfingers und Ihres kleinen Fingers.

7. Öffnen Sie die Augen – und schließen Sie sie wieder.

8. Klopfen Sie weiter, öffnen Sie die Augen, und schauen Sie hinunter nach rechts und nach links.

9. Klopfen Sie weiter, und lassen Sie den Blick um 360 Grad zuerst im Uhrzeigersinn und danach gegen den Uhrzeigersinn schweifen.

10. Denken Sie immer noch an das Objekt Ihrer Begierde, und summen Sie dabei die ersten beiden Zeilen von »Happy Birthday« laut vor sich hin.

11. Zählen Sie nun laut von 1 bis 5 (1, 2, 3, 4, 5).

12. Summen Sie nun erneut laut die ersten beiden Zeilen von »Happy Birthday«.

13. Wiederholen Sie den Anfang der Sequenz. Denken Sie weiterhin an das Essen, nach dem es Sie verlangt, und klopfen Sie sich dabei zehnmal unter jedem Auge.

14. Klopfen Sie jetzt unterhalb des Schlüsselbeins.

15. Und nun unter Ihrer Achsel.

Hören Sie mit der Übung auf, und überprüfen Sie wieder auf der Skala von 1 bis 10, wie stark Ihr Verlangen jetzt ist.

Wenn das Verlangen noch nicht vollständig verschwunden ist, sollten Sie die Übung so lange wiederholen, bis Sie es nicht mehr spüren. Es kann sein, dass Sie die ganze Abfolge zwei- bis dreimal wiederholen müssen, bevor Ihr Verlangen vollständig verschwunden ist. Bei den meisten Menschen geht der Heißhunger nach dem ersten oder zweiten Durchgang so stark zurück, dass sie ihn im Griff haben. Vielleicht ist er bei Ihnen auch schon nach dem ersten Mal ganz verschwunden.

Wenn das Verlangen zurückkommen sollte, können Sie auch zum Ess-Sucht-Killer Nummer 2 übergehen, um Ihr Gehirn so zu programmieren, dass das Verlangen nie mehr auftritt!

Ess-Sucht-Killer Nummer 2

In Fernsehsendungen und in meinen Seminaren helfe ich einer Person, die schokoladensüchtig ist, von ihrer Sucht loszukommen – und zwar in weniger als zwei Minuten!

Ich werde Ihnen jetzt zeigen, wie Sie das Gleiche bei sich selbst erreichen können – wie Sie es schaffen, nie mehr Verlangen nach einem bestimmten Nahrungsmittel zu haben. Die meisten Menschen wählen dazu Schokolade, Chips, Kekse oder andere Naschereien, die man sich zuerst nur ab und zu gegönnt hat, die sich inzwischen aber dauerhaft als dicke Speckrollen um Hüfte und Oberschenkel gelegt haben.

(Machen Sie die folgende Übung nur dann, wenn Sie ein bestimmtes Nahrungsmittel wirklich nie mehr essen wollen. Wenn Sie nur Ihr Verlangen danach unter Kontrolle bringen möchten, sollten Sie sich auf die Übung »Ess-Sucht-Killer Nummer 1« beschränken.)

Ess-Sucht-Killer Nummer 2

Lesen Sie sich bitte zuerst alle Schritte durch, bevor Sie mit der Übung beginnen.

1. Denken Sie an ein Nahrungsmittel, das Sie hassen – eins, das Sie richtig anekelt. (In einem meiner Trainings war einmal eine Frau, die geschworen hat, dass sie wirklich alles gerne aß, bis sie zugeben musste, wie widerlich sie es fand, einen Teller mit Menschenhaaren zu essen.)

2. Stellen Sie sich nun in allen Einzelheiten einen Teller mit dem Essen vor, das sie hassen. Stellen Sie sich vor, dass Sie es riechen und dann essen, während Sie

den Daumen und den kleinen Finger einer Hand zusammendrücken.

Fühlen Sie beim Kauen die Beschaffenheit des verabscheuten Essens auf Ihrer Zunge, und halten Sie Daumen und kleinen Finger zusammengedrückt. Malen Sie sich aus, wie ekelhaft es schmeckt, und drücken Sie dabei so lange Daumen und kleinen Finger zusammen, bis es Sie wirklich anwidert.

Wenn ein Gefühl von Übelkeit in Ihnen hochkommt, können Sie aufhören und Ihre Finger entspannen.

3. Denken Sie nun an das Essen, das Sie lieben, aber in Zukunft nicht mehr essen wollen. Achten Sie darauf, wie leicht es Ihnen fällt, sich einen ganzen Teller davon vorzustellen.

4. Machen Sie nun das Bild von dem, was Sie mögen, größer und kräftiger. Lassen Sie es riesig werden, sodass es größer als Sie selbst ist, und bringen Sie es immer näher an sich heran. Führen Sie das Bild schließlich, wenn es ganz nah vor Ihnen ist, durch Sie selbst hindurch, sodass es auf der anderen Seite wieder aus Ihnen herauskommt.

5. Sind Sie bereit? Drücken Sie nun Daumen und kleinen Finger zusammen, und denken Sie intensiv an den Geschmack des Essens, das Sie hassen, während Sie sich zur gleichen Zeit vorstellen, wie Sie das Nahrungsmittel essen, das Sie lieben. Malen Sie sich nun aus, dass

das Essen, das Ihnen schmeckt, sich mit dem Essen vermischt, das Sie verabscheuen.

Stellen Sie sich vor, Sie äßen beides zusammen. Stellen Sie sich den Geschmack und die Beschaffenheit der Mischung vor. Essen Sie beides weiter in Ihren Gedanken – vor Ihnen steht ein großer Teller davon. Schlucken Sie alles hinunter, während Sie Ihren Daumen und kleinen Finger zusammendrücken. Mehr brauchen Sie nicht zu tun. Essen Sie nun so lange weiter, bis Sie nicht mehr können, und hören Sie dann auf.

6. Denken Sie nun an das Essen, das Sie bislang so heiß geliebt haben, und achten Sie darauf, wie anders es sich jetzt anfühlt.

Sie können diese Übung so oft wiederholen, wie Sie wollen, bis Ihr Verlangen nach diesem bestimmten Nahrungsmittel vollständig weg ist. Sie werden nie wieder Sklave Ihrer Ess-Sucht sein.

Kapitel 7

Häufig gestellte Fragen

Hier sind ein paar Fragen, die mir am häufigsten gestellt werden, wenn meine Methode in die Praxis umgesetzt wird.

Das klingt alles sehr einfach. Funktioniert es *wirklich?*
Ja.

Kann ich Ihre Methode auch anwenden, wenn ich starkes Übergewicht habe, oder muss ich erst eine Abmagerungskur machen?
Lassen Sie es mich klar und deutlich sagen: Gerade die Abmagerungskuren – und die Vorstellung, dass Sie nur bestimmte Sachen essen dürften – sind in erster Linie dafür verantwortlich, dass Sie Übergewicht haben und es nicht dauerhaft loswerden. Wenn Sie einmal genau prüfen, welche Wirkung Diäten haben, dann wundern Sie sich, wie die Leute, die sie empfehlen, Ihnen überhaupt noch in die Augen schauen können.

Ich wiederhole es noch einmal: Wenn eine Person oder eine Methode versucht, Ihnen vorzuschreiben, was Sie wann und wo und in welcher Menge essen sollten, dann werden Sie damit aufgefordert, Ihren Körper zu ignorieren. Und wenn Sie zu dick sind, dann versucht Ihr Körper Ihnen die ganze Zeit über klar zu machen, dass er es nicht mag, ignoriert zu werden!

Mir ist es egal, wie viel Sie wiegen, ob Sie schon immer zu dick waren oder ob alle in Ihrer Familie Übergewicht haben – wenn Sie meiner Methode folgen, werden Sie abnehmen, mehr Kontrolle über Ihren Körper haben und sich wohler in ihm fühlen.

Es ist eine große Erleichterung, dann zu essen, wenn ich Hunger habe, aber ich fühle mich schuldig, wenn ich das esse, was ich essen will. Kann ich das eine ohne das andere tun?

Nein. Eine der schlimmsten Auswirkungen des Diät-Wahns besteht darin, dass Menschen, die eine Abmagerungskur nach der anderen machen, ständig über ihre Schulter schauen und nach der Ernährungspolizei Ausschau halten, aus Angst, dabei erwischt zu werden, dass ihnen ihr Essen schmeckt, und zurück ins Fegefeuer des Aushungerns geschickt zu werden. Der Körper ist so konstruiert, dass er Nahrung braucht, und wenn Sie gelernt haben, auf ihn zu hören, wird er Ihnen immer mitteilen, was ihm fehlt.

Jedes Mal, wenn Sie etwas essen, das Sie nicht wirklich essen wollen, lassen Sie zu, dass jemand anderes als Ihr Körper entscheidet, was das Beste für Sie ist. Und auch wenn die ganze Werbeindustrie auf diesem Prinzip beruht, ist es als Rezept zur Gewichtsabnahme eine Katastrophe.

Es fällt mir so schwer, aus dem Club der sauberen Teller auszutreten, obwohl ich es immer wieder versuche. Haben Sie noch Vorschläge, die mir helfen könnten?

Ich habe den Eindruck, Sie versuchen immer noch, allein durch Willensstärke schlank zu werden. Das ist so, als versuchten Sie, mit einem Schraubenzieher Nägel in die Wand zu schlagen. Der Wille kann schon ein sinnvolles Werkzeug sein, aber in unserem Fall kommen Sie mit ihm nicht weit. Wenn Sie statt Ihrem Willen Ihre Vorstellungskraft gebrauchen, werden Sie keine Mühe haben, Essen auf Ihrem Teller übrig zu lassen.

Wenn Sie wirklich nicht weiter wissen, können Sie dies versuchen: Schneiden Sie ein paar Stücke vom Essen ab, bevor Sie zu essen anfangen, und schmeißen Sie die Stücke weg oder legen Sie sie auf einen anderen Teller. Danach können Sie alles aufessen, was sich auf Ihrem Teller befindet (vorausgesetzt Sie haben wirklich so viel Hunger).

Ich habe nach einer Woche immer noch kein Gramm abgenommen. Mache ich etwas falsch?

Sie meinen außer der Tatsache, dass Sie sich wiegen, bevor die ersten beiden Wochen herum sind?

Kennen Sie die Geschichte von dem Bauern, der seiner Tochter ein Päckchen mit Samen zum Aussäen gibt, damit sie lernen sollte, wie etwas auf natürliche Weise wächst und gedeiht? Obwohl er ihr Samen gegeben hatte, die einfach und schnell aufgehen, schien nichts aus dem Erdboden hervorzusprießen.

Eines Tages sah der Bauer, wie seine Tochter die Samen wieder ausgrub und sie ins Licht hielt. Als er sie fragte, was sie da tat, antwortete sie, sie wolle nachschauen, ob die Samen schon etwas gewachsen seien. Sie erkannte nicht, wie sie jedes Mal, wenn sie die Samen wieder ausgrub, verhinderte, dass diese in ihrer natürlichen Geschwindigkeit wachsen konnten.

Das Gleiche geschieht, wenn Sie sich wiegen, ohne den

Grundsätzen die Zeit zu geben, in Ihrem Unterbewussten Wurzeln schlagen zu können. Das Einzige, was dann wächst, sind Ihr Bauch, Ihre Hüften und Ihre Oberschenkel.

Was mache ich, wenn ich nicht gleich alles richtig umsetzen kann?

Es ist vollkommen in Ordnung, Fehler zu machen. Als Sie Fahrrad fahren lernten, sind Sie da nicht auch zuerst hin und her geschwankt und ein paar Mal hingefallen? Haben die erfolgreichsten Menschen auf ihrem Weg nach oben keine Fehler gemacht?

Es ist sogar sehr wahrscheinlich, dass Ihnen in den ersten paar Wochen Ausrutscher passieren und Sie sich überessen oder zeitweise vergessen, was meine Methode empfiehlt. Das ist nicht weiter schlimm, halten Sie sich einfach wieder von neuem an die Regeln. Manche Menschen benutzen einen kleinen Ausrutscher, um sich schlimme Vorwürfe zu machen, dass sie schon wieder versagt hätten. Sie trösten sich mit einer Fressorgie oder einem Saufgelage – zutiefst deprimiert, dass sie für immer dick bleiben werden.

Aber keine Angst, dieses Mal läuft es anders! Folgen Sie einfach wieder meinen Anweisungen: Essen Sie, wenn Sie Hunger haben, genießen Sie jeden Bissen, und hören Sie auf zu essen, wenn Sie satt sind!

Was mache ich, wenn ich am liebsten so richtig reinhauen würde?

Während die alten Muster des Überessens sich langsam auflösen, kann es passieren, dass Sie hin und wieder ein heftiges

Verlangen nach Essen haben. Wenn dies der Fall ist, schlagen Sie sofort das Kapitel über die Ess-Sucht-Killer auf und klopfen Sie Ihren Anfall einfach weg!

Aber was ist, wenn ich die ganze Zeit über Hunger habe?

Niemand isst ständig. Sehr wenige Menschen essen beispielsweise auf der Toilette oder während sie schlafen. Das Problem ist, dass Sie Ihrem Körper jahrelang vorgeschrieben haben, was er wann essen soll, und er dadurch gelernt hat, dass Sie ihn womöglich aushungern, wenn er Ihnen nicht ständig signalisiert, wann er hungrig ist. Sie müssen Ihrem Körper ab jetzt das sichere Gefühl geben, dass er dann Nahrung bekommt, wenn er Nahrung braucht. Und Sie tun dies, indem Sie dann essen, wenn Sie Hunger haben (und aufhören zu essen, wenn Sie satt sind).

Wenn Sie wirklich Probleme mit Ihrem Hunger haben, sollten Sie zuerst immer ein Glas Wasser trinken (siehe Kapitel 2) oder auf Ihre Gefühle achten und sich selbst Liebe und Anerkennung schenken (siehe Kapitel 4).

Was ist, wenn ich nicht weiß, wann ich satt bin?

In seinem Buch *Achieving Vibrance* spricht Gay Hendricks von einem Mechanismus im Körper, denn er den »V-Punkt« nennt. Er liegt im Bereich des Solarplexus unterhalb des Brustkorbs. Hier befindet sich ein Muskel, der dazu da ist, den Zufluss von Nahrung zum Magen zu kontrollieren. Unglücklicherweise ist er bei den meisten Menschen nicht stark ausgebildet. Wenn Sie jedoch immer sensibler für die Signale

Ihres Körpers werden, können Sie tatsächlich spüren, wie sich der V-Punkt schließt, wenn der Körper genug Nahrung zu sich genommen hat.

Hören Sie in der Zwischenzeit einfach auf zu essen, wenn Sie das Gefühl haben, voll zu sein. Es ist nicht weiter schlimm, wenn Sie sich täuschen sollten, denn Sie können jederzeit wieder essen, wenn sich herausstellt, dass Sie noch Hunger haben.

Was ist, wenn ich viel Alkohol trinke?

Sie bekommen nicht zwangsläufig Übergewicht, nur weil Sie trinken, denn immerhin gibt es viele schlanke Alkoholiker. Das eigentliche Problem mit dem Trinken ist deshalb auch nicht die Gewichtszunahme, sondern das Bewusstsein – und ich meine damit nicht einen Zustand, wo Sie so viel trinken, dass Sie Ihre Umgebung nicht mehr mitbekommen!

Was ich meine: Viele Menschen trinken, weil sie sich nicht damit befassen wollen, was wirklich in ihrem Leben vor sich geht. Indem Sie meine Methode anwenden, haben Sie sich auf einen Prozess eingelassen, der Ihr Leben positiv verändern wird. Ich würde vorschlagen, dass Sie für den Anfang zumindest dann nicht trinken, wenn Sie essen, und nichts essen, wenn Sie gerade am Trinken sind. Wenn Sie dennoch gleichzeitig essen und trinken, sollten Sie zumindest die vier Goldenen Regeln beachten.

(Wenn Sie glauben, ein Alkoholproblem zu haben, sollten Sie auf jeden Fall professionelle Hilfe zu Rate ziehen – es kann Ihr Leben retten!)

Kann ich auch abnehmen, ohne mich körperlich bewegen zu müssen?

Ja, natürlich – erinnern Sie sich an das fünfte Kapitel. Aber es ist buchstäblich unmöglich, sich nicht zu bewegen, es sei denn, Sie sind absolut bettlägerig. (Und selbst dann atmen Sie wahrscheinlich ...) Wenn es aber so einfach ist, das Abnehmen dadurch zu beschleunigen, dass Sie sich bloß ein wenig mehr bewegen, als Sie es ohnehin schon tun, dann frage ich Sie, warum Sie unbedingt langsamer Gewicht verlieren wollen?

Werde ich schneller abnehmen, wenn ich mich mehr bewege?

Mir ist aufgefallen, dass manche Menschen, wenn sie am Punkt absoluter Verzweiflung angelangt sind und zu der Entscheidung kommen, »jetzt sofort« abzunehmen, zu hungern anfangen und ins Fitness-Studio laufen – und zwar alles am gleichen Tag. Wenn sie dann nicht sofort Gewicht verlieren (weil sie ihren Körper plötzlich so strapazieren, dass er in den Überlebens-Modus umschaltet), ist ihnen alles viel zu viel, und sie geben ihr ganzes Vorhaben wieder auf.

Jedes Ziel kann erreicht werden, wenn man einen Schritt nach dem anderen macht. Deshalb sollten Sie sich auch für eine Art der Bewegung entscheiden, die Ihnen leicht fällt und die Sie langsam Woche für Woche immer mehr ausweiten können. Auf diese Weise haben Sie das Gefühl, jeden Schritt auf dem Weg zum Ziel selbst bestimmen zu können.

Wenn es Ihnen die ersten drei Male gelungen ist, werden Sie für den Rest Ihres Lebens nichts anderes mehr tun.

Wie effektiv ist Ihre Methode? Ich möchte gern wie die Models in den Zeitschriften aussehen.

Die Models in den Zeitschriften würden auch gern so aussehen. Die meisten Bilder, die Sie in den Hochglanzmagazinen sehen, sind am Computer nachbearbeitet, damit die dort abgebildeten Männer und Frauen so perfekt aussehen, dass Sie die Zeitschrift kaufen. In der Realität sieht alles anders aus. Anstatt sich mit etwas zu vergleichen, das gar nicht existiert, sollten Sie sich lieber mit sich selbst vergleichen. Viel zu viele Frauen vergleichen sich mit den Bildern magersüchtiger Mädchen auf den Titelseiten und kommen zu dem Schluss, dass sie als Frau nicht gut genug sind. Sie werden sich bedeutend besser fühlen, wenn Sie sich stattdessen die folgende Frage stellen:

Wo mache *ich* welche Fortschritte?

Ich habe ein paar Jahre in New York gelebt und hatte die Gelegenheit, viele der weltberühmten Topmodels persönlich kennen zu lernen. Obwohl viele von den Frauen unglaublich schön aussahen, ging es ihnen ziemlich schlecht, was nicht weiter verwundert, wenn man bedenkt, wie hungrig sie die ganze Zeit über sind. Sie suchten ständig bei sich nach Mängeln, anstatt zu begreifen, wie perfekt sie bereits aussahen.

Wie der große Goethe schon sagte: »Es ist nicht so wichtig, wo wir uns befinden, sondern in welche Richtung wir uns bewegen.« Menschen entwickeln sich die ganze Zeit über entweder zum Besseren oder zum Schlechteren. Wenn es mit Ihnen bergauf geht, prima. Wenn es mit Ihnen bergab geht, dann wissen Sie, in welche Richtung Sie sich bewegen müssen.

Ihre Methode funktioniert großartig, aber ich fürchte, nur bis zu einem gewissen Punkt. Was kann ich tun, damit sie auch langfristig wirkt?

Sie sollten sich klarmachen, dass Ihr Wohlergehen nicht von der Methode abhängt, sondern von Ihnen selbst. Sie brauchen dafür nichts weiter zu tun, als dann zu essen, wenn Sie Hunger haben; das zu essen, was Sie essen möchten; bewusst zu essen und jeden Bissen zu genießen und dann aufzuhören, wenn Sie satt sind.

Ihr Körper verfügt über erstaunliche Eigenschaften, und je mehr Sie auf sich selbst vertrauen, desto mehr wird sich Ihr Aussehen verbessern und desto wohler werden Sie sich fühlen.

Etwas auf dem Teller übrig zu lassen scheint mir so eine Verschwendung zu sein – kann ich nicht einfach kleinere Portionen nehmen?

Natürlich könnten Sie das, aber Sie nehmen schneller ab, wenn Sie nicht mehr auf Ihren Teller hören, sondern stattdessen Ihren Körper fragen, wie viel Sie essen sollen. Stellen Sie sich am besten vor, dass Ihr Essen schon verbraucht wurde, sobald es auf Ihrem Teller liegt. Und wenn Sie den Rest wirklich nicht wegschmeißen können, dann heben Sie ihn für das nächste Mal auf, wenn Sie wieder Hunger haben.

Ich hatte angefangen abzunehmen, aber im Moment verliere ich kein Gewicht mehr. Was soll ich tun?
Beantworten Sie sich selbst ehrlich diese Fragen:

1. Essen Sie immer dann, wenn Sie Hunger haben?
2. Essen Sie dass, was Sie wirklich essen wollen, und nicht das, was Sie glauben essen zu müssen?
3. Essen Sie bewusst, und genießen Sie jeden Bissen?
4. Hören Sie auf zu essen, wenn Sie satt sind (selbst wenn Sie Ihren Teller noch nicht ganz leer gegessen haben)?

Wenn Sie jede Frage mit einem ehrlichen Ja beantworten können, dann sollten Sie *Ihre Essgeschwindigkeit noch weiter verlangsamen*.

Das Ganze funktioniert folgendermaßen: Ihr Magen dehnt sich aus und zieht sich zusammen, je nachdem wie viel Sie essen. In der Vergangenheit haben Sie alles so schnell in sich hineingestopft, dass Sie nicht gehört haben, wenn der Körper Ihnen signalisierte, dass er voll war. Mit dem Ergebnis, dass Sie zu viel gegessen und Ihren Magen überdehnt haben. Letzteres führte dazu, dass Sie jetzt noch mehr essen müssen, um sich voll zu fühlen.

Als Sie damit anfingen, langsamer zu essen, wurde Ihnen während des Essens bewusst, was Sie aßen, und Sie bemerkten schneller, wenn Sie satt waren. Sie nahmen weniger Nahrung zu sich, Ihr Magen zog sich wieder zusammen, und Sie brauchten Schritt für Schritt weniger zu essen, um sich voll zu fühlen.

Aber unser Körper ist in hohem Maße lernfähig. Inzwischen haben Sie sich so daran gewöhnt, langsamer zu essen, dass Sie nicht mehr mitbekommen, was in Ihrem Körper geschieht, wenn Sie essen. Wenn Sie nun noch langsamer essen, steigt Ihre Aufmerksamkeit wieder, und Sie können die Sättigungssignale Ihres Körpers wieder wahrnehmen.

Schlussbemerkung

Wir sind nun am Ende des Buchs angelangt, und damit am Anfang eines Lebens, in dem Sie über Ihren Körper bestimmen und es in der Hand haben, wie Sie ihn ernähren.

Denken Sie daran, dass Sie für den Rest Ihres Lebens nur vier Dinge tun müssen:

1. Essen Sie, wenn Sie Hunger haben.
2. Essen Sie, was Sie essen möchten, und nicht, was Sie glauben essen zu müssen.
3. Essen Sie bewusst, und genießen Sie jeden Bissen.
4. Hören Sie auf zu essen, wenn Sie satt sind.

Alles andere, was noch in diesem Buch steht, soll Ihnen dabei helfen – und es wird Ihnen helfen. Sie müssen es nicht glauben, sondern nur meine Anleitungen befolgen. Sie sind im Moment nicht motiviert genug? Schlagen Sie Kapitel 3 auf und visualisieren Sie, dass Sie bereits schlank sind. Sie könnten im Moment alles essen, was Ihnen in die Finger kommt? Schauen Sie sich die Informationen im vierten Kapitel an, wo es um das Essen aus emotionalen Gründen geht. Oder blättern Sie direkt zum Abschnitt über die Ess-Sucht-Killer, und klopfen Sie sich Ihre Heißhunger-Attacken einfach weg.

Das vielleicht wichtigste Hilfsmittel ist die beiliegende

CD, die Sie dabei unterstützen soll, Ihre Gewohnheiten leicht und auf angenehme Weise zu ändern. Hören Sie sich die CD jeden Tag an, um die positiven Veränderungen zu stärken, die Sie bereits gemacht haben.

Denken Sie immer daran, dass meine Methode Sie schlank machen kann. Aber es liegt an Ihnen, die einfachen Übungen täglich auszuführen, die Ihnen helfen, das Schlanksein für Sie zu einer Gewohnheit zu machen – und zwar zu einer Gewohnheit, die Ihr ganzes Leben lang anhält!

Ihr Paul McKenna

Register